The Unique World

方寸

方寸之间 别有天地

BENEATH THE SKIN

器官

英国惠康博物馆 —— 编
Wellcome Collection

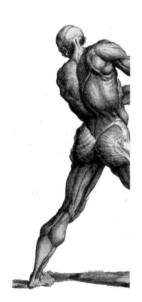

官

作　　　家
讲 述 的
身体故事

Great
Writers
on the
Body

周佳欣 ——译

社会科学文献出版社
SOCIAL SCIENCES ACADEMIC PRESS (CHINA)

之

书

目　录
Contents

序　言
Introduction

托马斯·林奇
Thomas Lynch

"拥有身体是为了学习哀悼。"迈克尔·赫弗南（Michael Heffernan）在诗作《歌颂》（*In Praise of It*）中如此写道。他出版过很多诗集，这是他第一部诗集倒数第二首诗的开头。就像大多数诗集一样，这本诗集在全世界都不流行，而且也没什么人认识这位作者。尽管如此，他却偶然揭示了一个真理：只有这副躯体可以留存我们的渴望、我们的悲伤和我们的喜悦。当我们心碎时，藏在我们胸骨之下、偎依在心包膜之内的心脏，会跳动着抑扬的旋律。在大多数情况下，在我们的骨子里，我们渴望他人的拥抱，或感受旧伤、劳损以及战败、得胜或停战许久的战役所残留的伤痛。而且唯有通过身体的某些部位，死亡才能导致我们的衰败——癌症或心脏骤停，梗死、动脉瘤或栓子。人类是有肉体的物种，经由身体的行为，部位与样貌，信仰与领悟，以及身体神秘成分的运作，才能具体化身为人。

即使是我们在信仰中朗诵的言语，也会化为肉体。

即使我们是各不相同的男人和女人，但就肉体而言，我们都同时是单一的个体。"三立方英尺的骨、血和肉。"这是劳登·温赖特（Loudon Wainwright）在《一个人的家伙》（*One Man Guy*）中为儿子鲁弗斯写的歌词，鲁弗斯又以自己的曲风传唱至新世纪。

集结于此的散文检验了人类的独特性，借此多少可以厘清人的境况。让我们成为现在的自己的肠道和大脑到底是什么呢？

塑造我们个人叙事的丰富内涵的，到底是损坏的心脏瓣膜或先天性畸形足，还是罹癌的膀胱或高颧骨？我们对此只能猜测。究竟是母亲的眼睛，父亲的发际线，还是雀斑、双脚、心脏衰竭？到底有谁能够知道我们何以成为现在的自己？

我们汇集在此的是人们惯常怀疑的一小部分，即不论等级高低，动物都有的系统：肠道和肺、胆囊和皮肤——内外皆有，为的是希望通过认识各个器官去认识人类的困境和疾病。

某一天，某些人体部位忙着一起发出总统级的推特风暴，何以又在隔天晚上能够弹奏出拉赫玛尼诺夫（Rachmaninoff）的《第二钢琴协奏曲》（*Second Piano Concerto*）？若是心脏成为爱恋和渴望、悲伤和丧亲，以及生命本质的现成隐喻，我们又该如何解释脑垂体的象征意义？或者，若肠道是勇气的所在之处，小脑是灵魂的居所，我们不禁想知道，小肠第一段的十二指肠的作用到底为何？这会不会进一步加深我们对词源学的兴趣呢？十二指肠的英文名"duodenum"源自中世纪拉丁文"duodeni"，意思是"十二指宽"，指的是一个与小肠有关的事实，即尺寸大小至关重要：十二根手指的宽度大约就是十二指肠的长度。

我们既是整体也是部分，是一种的一个，也是一个的一种。尽管如此，本书将谈的是部分如何揭示整体的实质内涵，而这也是为何作家和读者、医生和解剖学家急切地想要了解我们的迷惑和生命本质的细节。

现代随笔巨匠米歇尔·蒙田（Michel de Montaigne）努力想要了解人类，并提出了测试和衡量的方法，正如他在名作《论悔恨》（*Of Repentance*）中所写的那样："每个人都包含人类的整个形式。"在孤独的书房里，蒙田研究了自己的身体，包括身体的触觉和听觉、嗅觉和味觉，以及渴望和欲望。正是本着这样的精神，我们集结了 15 篇文章，尝试通过关注人体来认识人性，借由冥想人体的部分来了解人这种有智慧的生物。我们由衷感谢惠康博物馆的眼光和热情，让我们得以呈现这部丰富的作品。

娜奥米·阿尔德曼
Naomi Alderman

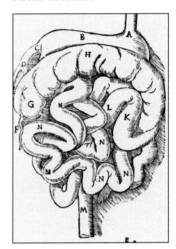

消化道
Intestines

弗洛伊德告诉我们，邻近生殖器官的肛门，即使不是全部也是大多数人类精神官能症的源头。如今流行与弗洛伊德保持距离，很多人抱着"我不会那么夸张"和"弗洛伊德就是对性痴迷"的看法。不过，我觉得就是有这么夸张，而且大多数人就是痴迷于性的。

　　坦率地说，消化道是个棘手的问题，其功能不仅神秘且令人困惑（所有体内器官几乎都是如此），而且还让我们难以忍受。只有我们开始思考消化道的象征意义，或许才能够了解弗洛伊德到底在说什么。

　　消化道的一端是嘴巴，是产生多种喜悦且令人欢愉的地方。然而，其另一端是肛门，会产生腐败、肮脏和有毒的臭屁；此外，肛门排出的粪便，同样气味难闻，是一种携带病菌的黏稠、味臭的棕色污染物。这种东西竟然来自人体！而且不只从我们的身体里排出，其排出的洞口竟然就紧邻带给我们极大欢愉的身体部位——这些器官的发育成熟将代表我们进入了能够孕育新生命的成年时期。这就像人类的生命形态所开的一个可怕的玩笑，要把我们从云端高处拉到地下深渊，目的是要提醒我们，无论怎样狂喜，我们其实无时无刻不是满腹大便。这正是粪便让人感到如此可笑的原因，也是我们为何必须对粪便一笑置之，因为如果不笑着面对的话，我们就会痛哭流涕。

对于普利策获奖作品《死亡否认》（*The Denial of Death*）的作者厄内斯特·贝克尔（Ernest Becker）来说，肛门和其排出的粪便并非只是一个笑话，而且还是一种恐怖的东西，再现的是肉体的衰败，而那是全人类都会面临的宿命。"我是什么呢？"孩子可能会这样问自己。"我是一个会把漂亮、鲜艳、健康、美味、缤纷和令人兴奋的食物吃进肚里的东西。可是接下来会发生什么呢？食物会被我变成粪便。"这是每天都在一点一点发生的不可避免的衰败，是不可避免的死亡。"肛门和其令人作呕且无法理解的产物，"贝克尔写道，"再现的不仅是肉体的决定论和局限性，同时也是所有肉体的宿命，那就是衰败和死亡。"

朋友的 3 岁女儿问她吃进肚里的食物会发生什么，她回答道："你的身体吸收了食物的能量，然后食物就会被你变成大便。"她的女儿听后大哭起来。"不要，妈妈，不要，"女儿不断地说着，"不要这样！"同样的哭喊也见于朱利安·巴恩斯（Julian Barnes）的《没什么好怕的》(*Nothing to be Frightened of*)，他在书中描写了自己的死亡恐惧症（thanatophobia），怕死的他会在半夜醒来。"孤零零一个人，孤单极了，用拳头捶打着枕头，在无尽的哀嚎中大喊：'噢，不要！噢，不要！噢，不要！'"粪便是死亡，死亡很严肃；因此我们只能对粪便一笑置之，不能过于严肃对待，因为粪便是相当严肃的东西。

嘴巴、肛门和介于两者之间的消化道，一起把美丽变成腐败，美味变成厌恶。这里也真实地揭露了我们与自己身体的关系——我们每天都要在这里面对人类最终所承继的腐坏和衰败。身体很神秘，我们自己就是谜团。然而，就是在消化道部分，那明显的谜团更为清晰可见。如果可以把食物变成这样，我到底是什么东西呢？

在 20 岁出头的时候，我时年 55 岁的母亲因为肠破裂而被紧急送医。她肠破裂的确切原因一直未能找到，或许是肠道裂隙受到感染，或许是好多年前为了生我而做的剖宫产手术造成肠道脆弱，也或许是其他原因。在治疗肠道期间，母亲有18个月的时间都必须带着结肠造口袋；这是让整个家庭与肠道的实际运作正面相对的一次经验。我的外祖母在50岁时也曾遭遇肠破裂，我凝视着自己的肚子，不禁想到这是否也会发生在我身上。

但这还不是全部。如果是由小说家来书写我的家庭故事，有人可能会认为，有关肠胃和消化过程的象征意义处理得有点过火和刻意。我有位近亲患有先天性幽门狭窄，他的胃部有处括约肌无法打开，从而使他刚出生的时候一直出现严重喷射性呕吐的情形，而他的母亲则试图说服医生他一定真的有什么毛病。他才出生没几天，就必须接受开刀手术，于是一个刚出生的小婴儿就有了一条划过腹部的长疤痕。

这些肠胃不合作的情形只是故事的一面，另外一面则是肠胃太合作、太有效率、太喜欢吸收营养。我是个胖子，我父亲是个胖子，我祖母是个胖子。我的姑姑在成为"体重观察家"公司（Weight Watchers）的负责人之前也是个胖子，现在的她则是一个曾经很胖的人。我们一家都是胖子，我们的家庭故事就是在吃与不吃、消化与不消化的矛盾之间打转，思索着要如何让食物顺利下肚或者中断进食。

可是我并不认为只有我的家庭如此。从文化方面来看，我们都在被食物和饮食方式所困扰。我们用脂肪和糖做出了很多奢华食物，比如可颂甜甜圈（cronut，一种炸成甜甜圈样子的奶油牛角面包），有谁不想吃这样的甜点呢？然而，我们却同时又发明了很多累人的饮食养生法，从每周禁食两天到切除健康的胃，原因不外乎是我们认为当今的文化相当排斥肥胖。我们看着电视上的名人主厨浇淋着巧克力酱、蜂蜜或奶油，而且食物跟性也被关联起来，像杰米·奥利弗（Jamie Oliver）主持的轻佻的美食节目《原味主厨》（*Naked Chef*），妮格拉·罗森（Nigella Lawson）打情骂俏的外表，以及戈登·拉姆齐（Gordon Ramsay）在节目开始褪去衣衫的 *The F Word* [①]。与此同时，饮食失调的情况正不断加剧，

① 由厨师戈登·拉姆齐主持的英国烹饪节目。——译注（本书脚注皆为译注，后不再标示）

这是 Photoshop 修图软件推波助澜的结果，我们文化的审美标准是越纤细越好，而真实的人体看起来都不够苗条。去年[①]，英国年轻人因饮食失调而入院治疗的人数上升了 8%。

我们担心食物，担心消化，担心我们的肠胃。消化道是我们焦虑的所在之处，而我们的焦虑意味深长。对某个事物感到焦虑，就意味着对这个事物痴迷。如果你会对某个话题持续表现焦虑，那是因为你在某种程度上很喜欢思考这个话题。到底是什么使得食物和吃东西让人只是想想就能产生满足感呢？

我怀疑这跟死亡本能[②]有着某种关联。先前有人谈到，维多利亚时期的人们迷恋死亡，却不能容忍谈论性，而当代的我们则刚好相反。流进，流出。我们谈论着食物、青春和性。这是一切事物的开端。我们生活在这些开端之中，好似恨不得永远都是春天的第一天。如果一直对食物有所焦虑（吃得够不够，是不是吃太多，吃得对不对），我们尽可用一瓢清水把粪便冲走，并且

① 本文大概写于 2017 年前后。
② Thanatos，原是希腊神话中的死神，此为其引申含义。

不再想起或思考其代表着什么。如果我们的焦点在于青春，那么我们就可以把老年人送到养老院，然后不再见到或想起他们。如果我们总是谈论性——一切的开端，那么我们就没有任何空间可以留给死亡——一切的尽头。

因此，粪便有没有可能引起愉悦呢？如果我们可以找出来的话，会不会给社会或个人带来好处？我认为会的，只要我们能够全然珍视自身可怕的粪便机器（消化道）的运作，就可以引领我们走向这项事业的正确方向。

粪便当然可以让人喜悦，只要曾受过便秘之苦的人都会肯定这一点。我的弟弟和弟媳最近刚生了一个女宝宝，让我第一次成为姑姑。当小女婴拉了一条长长的健康粪便时，他们真是为之欣喜，我们也都很高兴。排便表示一切运行正常。流进，流出。排便应当就是这么一回事儿。至少在漫长有用的生命走到尽头的时刻，死亡也就是这么一回事儿。这可能是因为大自然知道自己在做什么，也可能是因为我们完全无法掌控的衰败过程具有某种美感。

沉思于"大自然"知道而我们不知道的美妙事物，

或许是个不错的切入点来让我介绍肠胃里的神经元和目前居住在肠道里的大量细菌的本质。你知道你的肚子里有脑细胞吗？它们布满了肠壁，而你的消化道里的神经元数量跟一只猫的头部神经元数量一样多。思考一下一只猫知道的所有东西：什么是好的和什么是讨厌的；谁可以信任和谁该敬而远之；美食在哪里并要如何获得。这些就是你的肚子可能会知道的东西，也难怪我们会谈论"肠道本能"[①]了。

　　消化道内的神经元通过迷走神经[②]直接与大脑连接，而迷走神经进入大脑的部位正好紧邻其掌管情绪的部分。肚子似乎能够知道一些连我们自己都不知道的事情。曾经有过这样一个实验，参与者是经由管子进食，因此无法品尝、闻嗅或咀嚼食物；然而，若是将他们最喜爱的食物导入胃部，他们会出现预期性反应，即会比喂食其他同具营养性的食物泥更加快乐。你的肠胃是有理性的，你之所以会感到忐忑不安，是因为那里的神经元对发生

---

① 　gut instinct，意指直觉。
② 　迷走神经是第十对脑神经，为混合性神经，也是行程最长、分布范围最广的脑神经。

的事情有着某种反应。

"我们"的一些部分（或许该说是大部分的"我们"）是连我们自己都无法接近的。希莉·哈斯特维特（Siri Hustvedt）在其回忆录《颤抖的女子》（*The Shaking Woman*）里，描述了自己在颤抖发作时所经历的一种双重感受：她分裂为"一个强大的'我'和一个难以驾驭的他者"。我们的身体充满了智慧，而我们的肚子里充满了神经元，所以就某种意义来说，我们体内有着另外一个"我"，会与大脑沟通，但又不全然属于大脑。

不过，我们的消化道里还有一个真正"难以驾驭的他者"。我们自以为包裹于这身肉体里的自己是单一个体，肌肤轮廓之内的一切都是"自己"，殊不知，消化道里还有着"微生物组"（microbiome）—— 一个由微生物组成的生态共同体。这些是"好菌"，好到用来做广告——益生菌酸奶。肠道菌群细胞比人体组织细胞要微小许多，小到"我们"体内实际含有的肠道菌群细胞数多于人体细胞数。如果我在皮肤内举行一场每个细胞都可投票的选举，"我"要掌权的胜算大概很渺茫。

这个类比其实并不如乍听之下那般荒谬。肠道菌群会影响人的情绪和健康，因此增加肠道菌群的多样性（我们的肠道显然是想成为比例代表制的政体，故而种类越多越好），有助于缓解从抑郁症到类风湿性关节炎等疾病。肠道菌群也会释放激素，以鼓励我们多吃一些它们喜爱的食物。此外，我们只能培养出已知的 5% 的肠道菌群，对于其他 95% 则一无所知。我们可以从益生菌饮品中获得的是少得可怜的 5% 的好菌；至于其他好菌，我们就只能等待尚在基因测序中的未知的肠道菌群。或者，要是真的迫不得已的话，不妨考虑粪便移植，对，就是你想的那种：将一个人的"黄金粪便"以输液或粪便灌肠的方式注入另一个人的肠道，如此即可完成这种奇迹疗法。当新的细菌菌群存活下来，接受移植的人也会开始好转；这种疗法对类风湿性关节炎和致命细菌艰难梭状芽孢杆菌（*C. difficile*）等诸多疾病都有作用，可是千万别在家自行尝试。

以上的要点是，消化系统里发生的事相当神秘且令人诧异，当我们看着恶臭的大便而脑中浮现"这东西是从我身体里出来的吗"的疑问时，它远比我们所能想象的更加复杂也更加聪明。坐落于人体中心且有着迷宫般美妙配置的肠胃有着自己的大脑，而其周遭的邻居们也有自己的欲望。

谈到死亡本能这件人生大事，也让人感到欣慰。虽然我不知道如何消化食物，但是消化系统知道，而且消化系统也会让我对于有人让它感到焦虑的处境有所感受。或许我不知道会如何死去，可是我的身体知道。

法国思想家蒙田是随笔这种书写形式的开创者，他从马匹上跌落，差点没命。当他的朋友惊恐地看着他抓扯着自己的衣服且明显极为痛苦时，蒙田自己却经历了一种幸福、轻松的感觉。康复之后，他写下了与死亡擦身而过的经验："如果你不知道怎么死去，不用担心，大自然会毫无保留地告诉你怎么做。大自然会为你处理得尽善尽美，因此，就别伤脑筋了。"

从我们文化中的食物精神官能症，我们可以了解到，人类迷恋的是开始而不是结束。我们对无止境的自身欲望感到苦恼，而消费资本主义对此更是火上浇油。即使知道自己终将把一切化为粪土，但是我们却拒绝去思考这件事。不过，我们需要的或许正是现代西方社会很少谈论的东西，那就是信仰。我们可能不知道粪便是怎么产生的，但我们的肚子知道。我们可能不知道怎么死去，但是我们的身体会带领我们经历一切。我们知道的比我们认为的多。"我们"其实不需要知道就可以知道。

克里斯蒂娜·帕特森
Christina Patterson

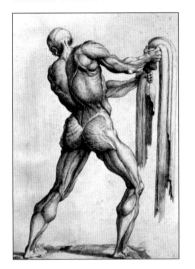

皮　肤
S　　k　　i　　n

"摸起来，"我的父亲说着，"就像一颗桃子。"他刚刚抚过我的脸颊，而我才第一次意识到将我与身外世界隔开的这层薄膜。

　　舔掉手指上的冰激凌，踮脚走在沙滩上，感受海水轻拍小腿，我知道这些都让人觉得舒服。当在幼儿园玩滑梯因滑得太快而一头撞上冰冷的金属边时，我知道原本光滑的地方会突然出现一道伤口。当母亲掀开胶布时，她不禁叹息，说希望不会留下疤痕，可还是留了疤，并且现在还在。即使发生了这件事，我望着被铁丝网划破后长出如甲虫壳般的褐色硬皮的膝盖，以及重重撞上砖头而从白色转为紫青的手肘，依然不曾意识到这层让人体内外分界的东西。

　　后来，因为游泳的关系，身体会长出叫作疣的东西，那意味着必须到专门诊所去把它们烧掉。还可能因为轻轻碰到了荨麻，或者在试图追逐一道浪时碰上毒水母，而出现红肿，实在有太多东西会造成擦伤、切伤或刺伤了。但是唯有父亲摸着我的脸颊并说它像颗桃子时，我才意识到父亲觉得漂亮的这一层叫作皮肤的东西。

当时的我并不知道孩子的皮肤跟成年男女的皮肤不同；我不知道孩子的皮肤比较柔软、滑顺而且更好触摸，而这是因为孩子的皮肤底下有更多的脂肪组织，而且皮肤外层仍然很厚。我当时也不知道，这层柔软、顺滑且点缀着一层茸毛的东西会让一个大人快乐和感伤。它可以让一个成年人因为喜悦和想要保护的冲动而心跳加快，但是也会让人因为害怕而揪心。当你还是个孩子，还不知道有个被成年人称为"纯真"的东西，而它必然会在人生之中丢失。

当你还是个孩子，你不会明白新鲜的年轻皮肤被认为是美丽的，因为青春在人的眼中是美丽的，而美丽的东西就会受到珍视。不过，你却知道丑陋的东西就不会如此。例如，你可能听过《圣经》中麻风病人的故事。你可能听过，有位被称为弥赛亚的人触碰了一个麻风病人，并告诉他要"保持干净"。他之所以告诉对方要"保持干净"，是因为一旦得了这种疾病，皮肤会产生鳞屑，手和脚的指头也会因之变形，而人们就会觉得他很肮脏。你从中学到，麻风病人要离群索居，有时还需要摇铃以提醒他人自己的到来。

如果真的听过《圣经》的故事，那你大概也听过约伯的故事。《圣经》中提到上帝对约伯的试炼。上帝允许撒旦屠杀约伯的牛、骆驼、驴和羊群，上帝也允许撒旦杀害约伯的儿女，并且允许撒旦用疖子来"折磨"约伯。约伯的疖子严重到摧毁了他的形体，连他三个最好的朋友都认不出他来。而当他们终于认出他的时候，被惊吓到一个星期都无法开口说话。

从《圣经》的故事中，你知道皮肤病是让人感到羞愧的东西。然而，正当你开始想着自己有多么想要触碰他人的肌肤，以及自己有多么想要他人的双唇碰触自己的双唇，当流过血管的体内激素让你觉得，自己最想要的就是能够与人赤裸相贴时，你开始端详镜子中的自己，但是却看到身上出现了小红点。

如果够幸运的话，你可能只是长了青春痘，不过就算是青春痘，也能够打击正徘徊于童年和甩开童年之间的人的脆弱自信心。正当疑惑怎么所有朋友都好漂亮，而自己却太胖或太瘦，或者太高或太矮的时候，你可能发现自己的脸上接二连三出现了小脓包。当说起这件事，人们似乎都觉得很有趣；书籍、电影和电视节目似乎也觉得青少年长痘很有趣。可是当你觉得自己好丑，丑到不想出门的时候，这似乎就不是真的那么有趣了。

当青春期过去，而痘还在，那就根本不会让人觉得有趣了。对此我非常了解，因为我就是这样。对我来说，脸上有痘已经够糟了，可是在我 23 岁的时候，我脸上发生的事情更像一场战争。当我到医院看皮肤科时，脸部的糟糕程度让医生邀请了一群学生来围观。医生开处方要我进行"光化学疗法"（PUVA），这意味着我每天都要去医院，躺在直立式棺材般的铁箱里被特殊的紫外线轰炸脸部。几个星期过后，紫外线烧掉了大部分的痘和几层皮肤，但就是没有烧掉痘疤。

当我的脸部状况愈发严重，流脓，并因深沉的红色肿块就要冒出大黄痘头而翻腾不安时，我偷偷望着车子的侧后视镜，镜中映照出的影像让我感到恶心，心想这大概是最糟糕的情况吧。我现在则知道，发生在我身上且严重到要转诊看国内最顶尖痤疮专家的痤疮，只不过是皮肤所能出现的问题的冰山一角。

比方说，在英国伦敦盖伊医院（Guy's Hospital）的戈登博物馆（Gordon Museum）里，你会看到许多脸、手臂和腿，但大都看起来不怎么像脸、手臂和腿，那是因为它们布满了鳞屑，或是肿块，或是疙瘩，或是肿胀如角的大肉瘤。有些确实是角，馆长不带情感地告诉我这些是"皮角"（cutaneous horns），由"软组织"组成。在玻璃标本罐里，你可以看到癌（carcinomas）、黑色素瘤（melanomas），以及看起来像蜥蜴皮般的人类皮肤。有个玻璃罐里，是一颗女人的头；那是个年老的女人，有着亮红色的头发，可是比起头发更骇人的是从她额头上长出的巨大鳞屑增生物。

如果想太多关于这些博物馆收藏背后的故事的话，你可能会发疯。例如，倘若你思索着那个有着巨大肿胀的脚的男子，可那只脚看起来根本不像人脚。馆长说那是"战壕脚"（trench foot）。然而在所有第一次世界大战的故事和诗歌中，战壕脚至少还能让你想到看起来像脚的东西。或者是想想那些动手术前先为自己画张肖像画的病人，他们的巨型肿瘤看起来像多出的肩膀或背部；

他们在没有麻醉的情况下切除了肿瘤，并且都奇迹般地活了下来。

再来看馆里的一个婴儿，人们称之为"丑角鱼鳞病婴儿"（harlequin baby）。"harlequin"这个英文单词原意是小丑，可是当看着蜷曲在罐中的婴儿，你绝对不会想到喜剧。当看着裹覆在其身上的菱形鳞屑，皮肤皲裂分离，你不禁想着婴儿的母亲，想着她短暂地把婴儿抱在怀里的感觉。

当换过一个又一个皮肤科医生，用过一种又一种药膏，并且尝试了医生可以想到的各种药物时，我不知道皮肤上还可能发生什么更可怕的事情。不过，关于皮肤的运作过程，我倒是学到了不少。我买了《痤疮治疗》（*The Acne Cure*）和《超级皮肤》（*Super Skin*）之类的书。我还买了一本名为《痤疮：清洁肌肤的建议》（*Acne: Advice on Clearing Your Skin*）的书。这本书第一章的第一句话写道："痤疮，是我们依旧需要研究的一种皮肤病。"换言之，这是一种还无法治愈的疾病。书中的图解展示了"坚韧的外层皮肤"［叫作"角质层"（stratum corneum，又称 horny layer）］，书上说这就像一层"保护涂层"，其下方是"表皮"（epidermis），表皮制造的细胞会向上移至"角质层"，而表皮之下则是含有血管和神经的"真皮"（dermis）。"一个表皮细胞，"该书写道，"大概要花上 28 天才能够从表皮的底部上移到顶部而形成角质细胞。"换句话说，皮肤只要 28 天即能汰旧换新；不到一个月的时间，你就有了新的皮肤、新的自己。

麻烦的是，大多数的皮肤病不会在一个月内痊愈。我的皮肤科医生组织了一个痤疮病人支持团体，对于一个月内就会消失的东西，你是不会用到支持团体的。我买的另外一本书是《学习与皮肤疾病共处》（*Learning to Live with Skin Disorders*），而当皮肤出现小碎片、鳞屑和剥落的情况，该书并没有告诉你应该打开小药盒吞颗药丸。对许多人而言，皮肤病会跟随一辈子。"为什么我这么早结婚呢？"从 6 岁起就有干癣（psoriasis）的小说家约翰·厄普代克（John Updike）写道，"个中缘由是，当找到一个不嫌弃我皮肤状况的秀丽女子时，我可不敢冒着失去她的风险而要再找下一个人。"他在著作《自我意识》（*Self-Consciousness*）中一篇名叫"与我的皮肤作战"（At War with My Skin）的随笔中如此写道。

不过，科学日新月异。例如，在干细胞与再生医学中心（Centre for Stem Cells and Regenerative Medicine），生物学家正在观察皮肤细胞响应环境的方式，以及干细胞于其中所扮演的角色。真皮、表皮、毛囊和皮脂腺都有各自的干细胞。倘若你皮肤上出现伤口，干细胞会开始进行平常不会做的事情。事实上，干细胞可能是我们的救星，而对于身患皮肤病的人，有谁会不想得救呢？

我不知道是什么让我战胜了这场皮肤战役，可能最后是时间吧。然而，在历经顺势疗法、自然疗法、针灸疗法和草药疗法等医学治疗通通失败的岁月里，我学到了皮肤通常可以表达我们表达不出来的东西。当我们悲伤、愤怒、失落或孤独之际，皮肤就会起泡、发痒或流脓。我们可以吞下药丸、涂满药膏，但是用消声器掩住一个人的嘴，那只能让人听不到那些话罢了。有一半的时间，我们并不知道为什么会这样，或许应该说大部分的时间我们不知道。我们只知道自己是怎么过日子的，像工作、家庭、住所或精神，而就是这些让我们的皮肤起鸡皮疙瘩。

若不相信精神可以直接影响皮肤的话，请参看以下研究资料。日本有一个关于接触性皮炎的研究，所有参与者都要触碰无害的叶子，但是他们会被告知自己碰的是会产生类似毒藤作用的叶子，结果所有人都对无害的叶子产生了反应。许多研究也显示，当挚爱的人过世时，人的皮肤会出疹子。"皮肤病，"精神分析师达里安·利德（Darian Leader）写道，"通常是象征性的，但是其中涉及了组织的变化。"在《人为何会生病？》（*Why Do People Get Ill?*）一书中，他讲述了一个年轻士兵的案例；该士兵身上出现了看似被鞭打过的红肿皮疹。他在 9 岁的时候，因为从女生宿舍的窗户向内偷窥而受到了鞭打，10 年之后，当他被人发现在军队驻扎地的护士宿舍外面流连徘徊的时候，全身又起了疹子。当时他只是希望见到某位女护士，却被一位军官拦住并叫他离开，不到一个小时后，他全身就出现了红肿状的疹子。

皮肤是用来让我们免受外部世界伤害的，也难怪我们总是觉得它不够厚。我们说，我们需要多长出一层皮肤；我们说，我们想要在这身皮囊中感到自在，至于我们不想要的，就是让自己的伤悲或恐惧全写在脸上。

也许奇迹在于：大多数时候，情况并非如此。大多数时候，对于我们大多数人而言，皮肤这个人体最大的器官并不会布满红疹或溃烂。大多数时候，对于我们大多数人而言，皮肤执行着分内的工作。它包住了一切。它让身体维持适当的温度以利生存。它在需要的时候能够伸缩自如；它保护你免受危险，并提出疼痛的警告。它也能让你感受阳光煦煦，以及爱人抚摸所带来的触电般的喜悦。

随着日升日落、月圆月缺，以及四季更替，皮肤制造着大量的新细胞；不论生命有什么变化，它都继续生产着那些细胞。当你出现新的伤口，皮肤会将其治愈；虽然可能留下了疤痕，但确实是痊愈了，尽管这样过后可能不会看起来像颗桃子。当你真的活过一段时间，你的皮肤将看起来不再像一颗桃子；当你真的活过一段时间，介于你和世界之间的那道有弹性的屏障会显露出某些你奋战得胜的战斗痕迹。因而，我们应该看到那些疤痕所透露的美丽。

A. L. 肯尼迪
A. L. Kennedy

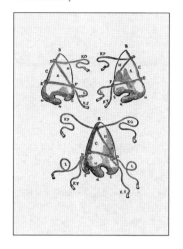

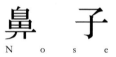
鼻　子
N　o　s　e

在尼古拉·果戈理（Nikolai Gogol）的短篇小说《鼻子》（*The Nose*）中，一个名叫科瓦廖夫（Kovalyov）的公务员清晨醒来时，发现自己的鼻子不见了；原本是鼻子的地方现在仅是块平滑的皮肤。没了鼻子，科瓦廖夫发现自己无法工作，也无法吃东西，甚至害怕到不敢出门。在他女友们的面前，他觉得鼻子的缺失除了是某种脸部特征的缺失，似乎还意味着别的缺陷，显得他身份低下。可更糟糕的是，科瓦廖夫的鼻子获得自由之后，正身穿"黄金编织的高领制服、鹿皮马裤和饰有帽章的帽子"，衣着光鲜地在圣彼得堡四处游荡。

果戈理本人就有一个著名的大鼻子，但这个故事讲的并不是他自己，而是有关沙皇俄国社会中趋炎附势现象的抽象讽刺作品。故事里有许多与鼻子有关的智慧。尽管喜欢有着大眼睛、宽额头和小鼻子的婴儿般的面孔是人的天性，但我们仍有许多理由来珍视自己的鼻子。

在我们的一生中，鼻子勇敢地走在我们前面，并随着时间流逝而缓缓下垂、变大，或许这是要表明我们正日渐成熟和足智多谋。鼻子也是我们面部表情的组成部分，一旦失去或损坏，整张脸似乎会变得相当怪异，这也是人类为何有着以义体替代失去或损坏的鼻子的悠久历史。

16世纪的天文学家第谷·布拉赫（Tycho Brahe）有个铜鼻子。英国为在第一次世界大战中被毁容的士兵装配了精心制作的锡鼻子，并进行了基本的皮肤移植，虽然这种技术在当时还不太成熟。最早的植皮手术记录就是为了修复鼻尖，在1795年于印度完成。现在，整形手术已经有丰富的手段来重塑一个鼻子的结构，选择性鼻外观整形手术（elective rhinoplasties，也就是俗称的"隆鼻"）的广受欢迎，正表明这个最公开的人体器官的完美感对于人类自尊的重要性。

鼻子赋予我们嗅觉，其召唤记忆的速度比我们的理智思维更快，它还可以为我们的食物增加滋味；实际上，我们的味觉大都来自气味。如果你不相信的话，不妨试试一边吃苹果一边闻汽油。因为意外或疾病而丧失嗅觉的人，绝大多数有胃口衰退的症状，食物对他们来说味同嚼蜡。嗅觉还可以改变心智。研究显示，吸入垃圾的味道会影响人的道德判断，使人的政治倾向趋于保守。狡猾的房产中介会在你参观房子的时候"逼迫"你闻温暖的香草味，这种味道会让你容易动摇，觉得"唔，我必须要买下这间公寓——它闻起来像蛋糕和快乐的童年"。嗅觉让我们的呼吸倾诉、歌唱、痛骂，赋予它们生命。人体敏感的嗅球（olfactory bulbs）可以记录下各种化学物质，让大脑享受各种事物，从花束中玫瑰醚（rose oxide）异构体的单一芳香到数百种物质组成的咖啡香气，我们的大脑都能欣赏。

我们实际上有四个鼻孔，两个在外部，另外两个则在鼻腔内部通向咽喉的地方。四个鼻孔交替运作，让我们能辨识复杂的气味以及它们的来源。外部的两个鼻孔各自有着无数的毛发。这些是我们的鼻毛，很久以前曾是人类的须，有助于净化每次吸入的空气，鼻中的黏液也有此功能。我们的黏液受鼻内表皮细胞纤毛的催动，其所含的化学物质可以抵抗疾病和抑制花粉。每天，鼻子会湿润14000升的空气，以便让呼吸更顺畅舒适。果戈理笔下的科瓦廖夫丢了鼻子不敢出门是对的，毕竟没有鼻子出门是件很危险的事。

出门在外，我依靠鼻子来避免社交灾难，这是因为我的认脸能力很差，但对短暂闻到的某人气味的记忆却可以持续多年。但在重复地向人解释这种情况，也就是我的"残疾"的时候，我才明白，任何与气味有关的话题本身就是场社交灾难。这是因为气味是私密、兽性和原始的东西，简单地提及就足以引发尴尬（如果不是歇斯底里的话）的笑声。这就是为何我们那复杂、有用且美好的鼻子常常会沦为笑点。

人们爱嘲笑鼻子。红鼻子是小丑身上唯一不恐怖的部分，即使没有穿上小丑服，仅红鼻子就可以瞬间增添欢乐。这可能是嘲笑因毛细血管破裂而略呈紫色的鼻子的一种习以为常的方式，并让我们联想到醉鬼、无家可归的流浪汉或从事户外工作的人。小丑们有时让人感到害怕，也许正因为他们本来就让我们联想到向我们扑来的、无法无天的人。

马克斯兄弟（Marx brothers）是群才华横溢的喜剧演员，但让他们开了个好头的却是他们令人印象深刻的鼻子。玩具商店一直都有卖连着塑料鼻子的格劳乔

眼镜〔Groucho glasses，以马克斯兄弟中的格劳乔·马
克斯（Groucho Marx）命名〕，这种又名"猎兔犬脸"
（beaglepusses）的玩意上面粘着假鼻子。这个堪称经典的
鼻子比它的主人还要长寿。

　　爱因斯坦是个天才，也是很棒的沟通专家，可是他
持久的声誉都来自其理论物理学的吸引力吗？难道我们
不会稍微因为他脸上亲切且引人注目的鼻子，而对他那
令人相形见绌、转变想象力的概念感到温暖并记忆深刻
吗？生平不详的作家西哈诺·德·贝杰拉克（Cyrano de
Bergerac）①是世界科幻小说先驱，就我们目前所知，他
那大于一般人的鼻子，总是在他的决斗、辩论和异想天
开之中挺身向前。

　　在埃德蒙·罗斯丹（Edmond Rostand）的同名戏剧
中，他放大了西哈诺的鼻子，并塑造了一位令人难忘的
英雄人物。这部以西哈诺为主角的戏剧是出无法形容的
悲剧，多少让我们忘记了嘲笑鼻子；我们就是会笑，无
论是我们看到吉米·杜兰特（Jimmy Durante）唱着温柔

─────────────

① 因为电影片名之故，中文俗称他为大鼻子情圣。

的情歌，或者是看着伍迪·艾伦（Woody Allen）在其未来派喜剧电影《傻瓜大闹科学城》（*Sleeper*）中拿着枪指着一个独裁者所剩下的鼻子。

我们不仅嘲笑鼻子，同时似乎也憎恶鼻子；它们的引人注目显然冒犯了我们。不合时宜的好奇心驱使鼻子四处乱探。烂俗的医疗剧贩卖的是演员诱人的双眼，故而利用手术口罩遮蔽了不浪漫的鼻子，这也是戴着诱惑面纱的美人们常用的手段，道理都是一样的。我们蔑视鼻子时却把自己的鼻子扬起来，否则我们只得傻傻地走在它后面。

我们描述气味的第一个和最简单的词都与身体的亲密性（母亲的皮肤和头发）有关，然而这些词更常用来指那些让人发自内心感到不舒服的气味，而且极可能是我们的过错。弗洛伊德认为气味是原始的，而且与人类发展的肛欲期（anal stage）密不可分。即使是"有味道"（smelling）这个中性词也绝非是中性的。你要是对你所爱之人说"亲爱的，你有味道"，虽然接在这句话后头的是"闻起来像糖果屋和天堂"，却可能在一开始就破坏了刚刚萌芽的关系。

人是动物，却不想闻起来像动物，所以有数十亿的产业是为了让人类远离自身的体味、脚味、口臭、汗味。在知道微生物的存在之前，我们甚至把感染归咎于坏气味作祟——"瘴气"。虽然有关气味的中性词相当有限，但描述"臭"的词汇则可以说是数不胜数：英文有 stink、stench、reek、pong、honk、howff、hum、ming，德文是 das stinkt，西班牙文是 eso apesta，法文是 ça pue，俄文则是 это воняет。

我们的偏见是有神经学原因的。与恶心相关的气味会走杏仁核（amygdala）这条捷径，而杏仁核是大脑中相当情绪化、不细致的边缘系统（limbic system）[1] 的一部分，主导着我们原始、兽性的一面。而比较愉悦和中性的味道则经由脑皮质来处理，这里是比较聪明、已经巧妙进化的大脑皮层，让我们得以制造出奶酪丝（string cheese）和除臭剂，并且可以超越香味所挑起的情绪。

就进化的角度来看，臭味代表的是危险、腐烂、恐惧、疼痛、逃离和反抗，因此能够快速察觉并加以反应

---

[1]　高等脊椎动物中枢神经系统中由古皮层、旧皮层演化成的大脑组织以及和这些组织有密切联系的神经结构和核团的总称。

是很重要的。当谈论某个东西在道德上令人恶心，我们可能会说这个东西的味道不好、很臭，这也多少说明，我们的大脑会像面对真正恶心的事物一样处理心智上的反感。

臭味受到我们特别的重视是因为它们可能威胁我们的生命，那么其他的气味又如何呢？嗅觉对于生存来说非常重要，因此与大脑最先进化的部分有诸多关联，例如边缘系统和脑干。我们之所以会用对待不欢迎的侵入者的方式来对待气味，是因为其运作于人体深处——我们意识的深处。气味与储存语言的左侧皮质之间的联结很少，这意味着我们描述不具潜在威胁的气味的能力是先天发育不良的。

清晨树林如管弦乐般混合的复杂味道闻起来……很好闻？有乡土气息？森林的味道？巧克力闻起来……像巧克力？气味并没有它们独特的词，甚至精于味道的人也是如此；那些靠鼻子吃饭的人，如专业品酒师、香水评测员，会以其他事物来描述香味和味道：些许的檀香和蛋壳、沥青的余味等。我们只能形容强烈程度、甜度和辣度，但是除此之外就不多了。

只有少数对气味敏感的文明（通常诞生于光线不足的环境）有一批跟味道有关的词。像印度洋的安达曼群岛、巴布亚新几内亚和亚马孙雨林的一些部落，他们有词来形容微妙相连的气味群组。对他们来说，一种气味可以清楚地类似于同一气味群组的其他气味，就好像蓝天、蓝色警察岗亭和淡蓝色，尽管这些东西大不相同，但它们都是蓝色的。有些研究人员认为，这种以嗅觉为主要感官之一的特性可能是人类祖先丹尼索瓦人（Denisovans）遗留的早期特征，而且有些人体内至今依旧带有这种基因。我自己就很向往这样一个世界，那里可以接受气味所建构的香味的调色盘，并且拥有无数形容芳香的词。

许多语言中确实都有用来形容复杂气味的词，由于相当普及有用，因而流传了下来，大概在狩猎采集时期就有了。这个词在英文中是"petrichor"（土霉味），那是让我们知道快要下雨的一种味道。

当然也有些研究表明，优先考虑"原始"感官的族群或许是不开化的表现，但这也可能是我们刻意否决嗅觉的偏见。闻闻嗅嗅会让我们察觉到不需要语言就能知晓的信息，但不是每个人都喜欢这样的方式。这种方式似乎更适合犬类或其他的多毛灵长类动物，而不那么适合人类。从古至今，有钱有权的人都不愿意在穷人聚集的下风口处安家，以防沾上他们的味道。

文明程度始终与没有味道相关，至少自然的体味是无法被接受的。坚持理性和节制的柏拉图认为使用香水会导致男子汉气概的丧失和道德沦丧，甚至康德也反对气味。鼻子总让人产生粗鲁肮脏，甚至有点有伤风化的联想，而我们为了报复，已经让它饱尝讥讽。

我们当然应该感谢气味。当 20 世纪初期的神经学家企图了解大脑结构时，他们解剖了小鼠，并且注意到小鼠拥有巨大的嗅球；近期，这些实验正帮助神经学家开始了解我们人类自己。与这些嗅球紧连的是小鼠大脑里最初命名为嗅脑（rhinencephalon，又称 nose brain）的区域。如今，我们将小鼠和人类大脑的这个区域称为边缘系统。边缘系统不仅与提高警觉、性欲和情绪处理有关，同时可以帮助我们制造回忆，这也是为何某些气味并非只是兽性入侵的象征，它带着我们穿越了时间，是欢乐，是家，是心碎。

我永远不会忘记，即使在祖父过世多年之后，闻到擦身而过的男子身上散发出的祖父须后水的味道。那一刻，我潜入记忆，又回想起他的声音、他的容貌，并再一次投入他的怀抱之中。这是鼻子带给我们的礼物。

尽管如此，我也必须承认有些礼物看起来很令人不安。鼠太太可以通过味道知道现在是否是该跟男鼠伴制造鼠宝宝的时候，或者通过气味来辨识包括鼠宝宝在内的亲友，这些都没有问题。鼠太太甚至会与亲近的邻居鼠女士协调自己的生理周期，这是因为她们吸入了彼此的信息素（pheromones）。我们人类（包括我）极为依赖视觉——感官之中那个又酷又世故的时尚摄影师，但人类也依靠嗅觉来辨识亲戚和选择伴侣。人类可以用嗅觉来判断生殖能力，甚至是特定的基因。我们也可能因为味道的关系而觉得某张脸庞更加迷人，人们选择香水的标准也是为了强化自身散发出的气息。为了消除天生的体味，我们可是所费不赀，然而信息素依旧会改变人的情绪、注意力，以及看待彼此的方式，并让女性的经期同步。数百年来，阴茎面具（phallic mask）和与鼻子有关的情色笑话让我们体会到鼻子的奇特性感。我们现在已经知道气味可以帮助我们进入和维持亲密关系，鼻子甚至含有勃起组织……至于那些我们与之亲热，结为伴侣的人，我们喜欢近距离地嗅闻彼此的味道；我们的身体在彼此的呼吸中延续。这也难怪艺术上狂野而充满激情的浪漫主义运动（Romantic Movement）那么推崇气味。

鼻子让我们得以呼吸、给予我们生命：婴儿肌肤或是爱人温存的芳香，回家时闻到的门廊气味，每口食物所带来的愉悦，以及让时光倒流的力量。因此，请勿再对鼻子开玩笑或羞辱它，我们应骄傲地带着鼻子一起前行。

内德·鲍曼
Ned Beauman

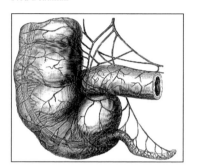

阑 尾
A p p e n d i x

过去几年里，我在纽约待了很长一段时间，表面上是去推销自己小说的美国版，而实际上是在吃墨西哥玉米饼、喝波本威士忌。我在当地认识的许多人都是某方面的自由作家或艺术家，对于美国总统特朗普要废除《患者保护与平价医疗法案》[Patient Protection and Affordable Care Act，又称"奥巴马医改计划"（Obamacare）]，并换成他所设计的"了不起的东西"，他们不禁忧心忡忡。在美国，朝九晚五的上班族都是通过雇主替他们投保医疗保险的。在奥巴马医改计划之前，如果没有雇主、没有工会，你就不具有加入政府任何计划的资格，加上你是一个住在布鲁克林苦苦挣扎的小说家，医疗保险大概是你无法负担的东西。美国是世界上医保系统最昂贵的国家，并且每年都会变贵约5%。这意味着要是你得了某种严重的疾病而需要入院治疗，而又没有医疗保险，那么医疗费用可能会让你变得贫困潦倒。

我不是美国永久居民，故而没有加入奥巴马医改计划的资格，在那里我只能以访客的身份买份旅行保险。可是我从来没有真正信任过旅行保险，因为如果打电话询问保险公司特定事故是否在理赔范围内，你几乎不可能事先得到对方的肯定答案。在紧急情况下，你得先自付所有费用，接着就要向上帝祈祷，希望没有某个印得小小的诡异特定条款让保险公司免于事后报销已垫付的费用。身为一名英国的纳税人，我至少还能感到欣慰，明白在罹患如癌症等慢性疾病的情况下，我可以直接飞回伦敦瘫倒在英国国家医疗服务体系（NHS）的热情怀抱之中。当然，有些时候，你就是无法搭上飞机。正因如此，每当待在纽约的时候，我的潜意识里都有着两个神经质的恐惧：一个是害怕自己会被出租车撞倒，另外一个则是阑尾破裂。

在为这篇文章做研究之前，我对阑尾有着以下的坚定看法。我以为阑尾是人体退化残留且无任何作用的部分，就像智齿、鸡皮疙瘩，或我那干燥脱屑的卷尾（prehensile tail）。任何时刻，阑尾都可能无端且毫无警告地破裂，让你的体内感到痛苦万分而必须马上到医院做手术；如果这是在美国医院的话，术后醒来的你会看到病床旁的钢制浅盘上躺着一个散发着香味的信封，装在信封里的是一张 10 万美元的账单。

后来我才知道以上说法都是错误的，且让我以相反的顺序一一解释。据估计，在美国进行一次阑尾切除术的平均费用在 14000 美元，相当于约 10000 英镑。这当然还是一大笔钱，可是没有我想象的那么多，我已完全不记得自己是从哪里听到 10 万美元这个数字的。此外，按理说，旅行保险确实会为这项手术进行理赔。或许我有一天会以某种方式验证真实情况；然而，如同我们成年人所累积的大多数的实践智慧，这个信息会因来得太晚而派不上用场，除非结果证明我是某种医学奇迹，有办法再长出阑尾，或者是天生有三个阑尾，否则的话，我是不可能再经历一次割阑尾手术的。

《恐惧的代价》（*The Wages of Fear*）是我最喜爱的电影之一，这是亨利－乔治·克鲁佐（Henri-Georges Clouzot）于 1953 年拍摄的杰作，其中铤而走险的四个男人开着装满硝化甘油的货车穿越南美洲的山路。由于货车有随时爆炸的危险，他们知道自己只有一半的生存机会。我以前也是这样看待自己阑尾的，而现在已经明白这其实不能与《恐惧的代价》类比。阑尾是个类似没有骨头的手指般的小肉袋，悬挂在人体右下侧的大肠尾端，根本不会一下就破裂。阑尾炎是一种慢性炎症，与阑尾破裂不同，后者是指你的阑尾真的开始渗漏毒素到肠道里。在阑尾真的破裂之前很久，你就会感觉到阑尾在肿胀，并让你有足够的时间到医院治疗。有些情况下，你甚至不需要开刀而只需要服用抗生素，虽然在其他的情况下，你真的需要在出现败血症而死亡之前动手术将之切除。或许所有人都知道这些，但我不知道。阑尾的一个更好的比喻是童贞。当我还是个少年时，总是觉得要尽早结束童子之身，否则的话，童贞就会越变越大，大到身体不再有空间容纳其他事物，我也会因此而痛苦死去。这大概提供了一种弗洛伊德式的基调，能够解释我为何深深羡慕拥有医疗保险的美国人，他们可以不假思索就进行关键的切除手术，而不需要拖延，即使可能要负担可观的个人支出。

我有关阑尾的第三个错误观念就是以为它是个过时的物件；或者，借用一个通俗的美国南方说法，阑尾就跟公猪的乳房一样毫无用处。大部分人在求学时都被教导阑尾对人没有任何用处，甚至连医学系的学生也被灌输着这样的观念。1980年代的一本医学教科书就声称："阑尾的重要性就是作为外科专业的收入来源。"

事实却绝非如此。当我战战兢兢地走在纽约下东区，感觉自己的下腹部好像装着硝化甘油时，我永远不会想到自己有一天会为阑尾辩护，但事实上这个器官的确在遭受诋毁。阑尾之所以经常受到诋毁，可能跟人们仍尊重查尔斯·达尔文的权威有关。在《人类的由来》(*The Descent of Man*)中，达尔文提出了深具影响力的主张，认为盲肠的蚓状附属物是种"退化器官"，是一种"带着毫无作用的一段记忆"的人体器官；人类之所以还有阑尾，只因为我们的祖先是低等哺乳动物，所以可能需要阑尾来消化树叶和青草。即使到了现在，进化主义学者与创造主义学者争辩时依旧会提到阑尾，前者主张，倘若真是上帝从无到有创造了人体，那实在很难解释他为何要留着这个毫无作用的小小混账东西，毕竟阑尾只是整天无所事事呆坐体内，而且密谋着要如何用医院账单来毁灭你的人生。

不过，达尔文过世不到 20 年，医生就注意到阑尾其实充满了淋巴组织。苏格兰解剖学家理查德·J. A. 贝瑞博士（Dr. Richard J. A. Berry）以此为证而坚称："人类的蚓状阑尾并不是……一个残留的构造。相反，它其实是消化道中有着专职任务的一个部分。"这是他在 1900 年写下的文字，远远早于我们被学校误导的年代。由于淋巴组织对人体的免疫系统相当重要，后来的生物学家就推测阑尾可能具有某种免疫作用。而 2007 年，美国北卡罗来纳州杜克大学的威廉·帕克博士（Dr. William Parker）及其研究团队发表的一篇论文，或许终于使阑尾获得平反。

现在的我们从酸奶广告中得知，人体体内有许多对健康有益甚至是重要的细菌。我们每个人的肠道内有数百万亿的微生物，而其整体被称作微生物组。如果你受到感染且有严重腹泻，此刻人体会采用极端选择而把肠道里的细菌全部排出体外。如此，当你甩掉坏菌的同时也驱逐了好菌。帕克则主张此时阑尾的功能就像挪亚方舟，人体的好菌可以在洪水退去后在阑尾中重新繁殖。这就可以解释阑尾为何会有淋巴组织：阑尾的免疫系统维持着叫作生物膜（biofilm）的结构，可以说是细菌的秘密藏身之地。

如果帕克博士的说法没错，相较于已经割掉阑尾的人，仍有阑尾的人从严重肠道感染中复原的速度应该快上许多。想要测试这一点并不容易，毕竟发达国家现在已经没有什么人会得霍乱了。不过，纽约的一家医院最近有项研究观察了感染艰难梭状芽孢杆菌的病人，至于人们之所以会出现这种严重的感染，可能是在抗生素疗程中把肠道菌群冲刷殆尽的结果。这项研究发现，没有阑尾的人再次感染艰难梭状芽孢杆菌的可能性为正常人的 4 倍之多。根据帕克的研究模式，这种情况是因为这些人重建体内微生物组的速度不够快，以至于无法对抗下一波攻击。

在我访问帕克博士的时候，他还告诉了我另一件有关阑尾的趣事。达尔文之前的时代，阑尾炎是罕见或根本不存在的。古希腊罗马的医学记载找不到有人因为我们现在称之为阑尾炎的疾病而死亡的记录，即使时至今日，非洲和南美洲的前工业社会也不用担心这样的痛苦。虽然我们还不知道其确切原因，但是帕克博士认为这表明阑尾炎是一种免疫系统功能障碍的现代疾病，就像哮喘和过敏，发展中国家的人就不太会得这些病。发达国家有着充足的热水和肥皂，而且人们居住在相对无菌的环境里；结果可以套用帕克博士的比喻，我们的免疫系统会像无事可做的无聊少年，没事找事做，而在这种情况下，阑尾就会无缘无故地发炎。

这代表阑尾对发展中国家的人来说有着截然不同的地位，其原因有二，而且都跟卫生有关。首先，由于你在发展中国家比较容易患肠道感染，在人体受到感染后需要繁殖所需的细菌时，阑尾就有了发挥作用的机会。其次，你的免疫系统不太可能会因为无聊而开始发疯，这表示你不用担心因为阑尾发炎肿胀而死或被搞到破产。

医学显然曾经有过这样的警语，就是残留结构特别容易生病，而这听起来几乎像对无用的阑尾所下的道德审判。可是在发展中国家，阑尾既不是残留结构，也不容易生病，反而只有在发达国家才会发生某种状况。因此，对我来说，阑尾仿佛是某种悲剧英雄，是生不逢时的边缘人士。这让我想起了迈克尔·贝（Michael Bay）的电影《勇闯夺命岛》（*The Rock*），在这部 1996 年的动作片里，刚在海外勇敢战斗、捍卫祖国的一群美国海军陆战队士兵，在战争结束后决定脱离指挥并且占领控制了阿尔卡特拉斯岛（Alcatraz Island）[1]，原因是他们发现自满的现代美国社会根本不尊重他们为国家所做的牺牲。回想一下，比起《恐惧的代价》或我的童贞，或许《勇闯夺命岛》是阑尾更好的比喻。

从前我的脑海里若是浮现阑尾破裂的画面，一般来说会发生在看似有希望的首次约会开始的 20 分钟左右。不过，还有比这更糟糕的。1960 年，一艘船从苏联驶至南极的席尔马赫绿洲（Schirmacher Oasis）兴建一处新的南极科考站。就在冬天来临而海水结冰之际，船员完成了修建工作。几个星期过后，来自列宁格勒[2]的 27 岁的科考站医生列昂尼德·伊万诺维奇·罗格佐夫（Leonid Ivanovich Rogozov）却病倒了。他知道自己得了急性阑尾炎，可是科考站没有其他人知道要如何手术。因此，在将近两小时的手术中，在只能使用局部麻醉剂的情况下，罗格佐夫大部分是靠触摸的方式（由于看不到自己

---

① 俗称恶魔岛，岛上曾设置为美国联邦监狱。
② 现名为圣彼得堡。

的腹腔内部）完成了自己的阑尾切除术。他从手术中活了下来，并且在两个星期后就回到了工作岗位。

我想罗格佐夫心里一定会想，自己的阑尾怎么会如此巧，就选在生命中的这个特殊时刻叛变。我想他从那时候起，对于墨菲定律或是杰罗姆·K. 杰罗姆（Jerome K. Jerome）所谓的"一切万物天生顽强"深信不疑。我对该定律也深信不疑，这也是为什么我以前一直以为，我的阑尾一定会在最昂贵的国家、最不方便的时候破裂。这个我一开始就不想要的器官，这个从来没有为我做过任何事的器官，这个累赘，这个缀饰，如果最后正是这个器官对我的人生造成了最严重的冲击，那这件事就显得有些滑稽、无厘头、愚蠢和恶意。对我而言，整个宇宙很多时候的运行似乎就是如此。可是我现在已经知道阑尾并不是残留结构，它只是平凡的普通器官，跟其他器官没什么两样，因而更愿意接受这个平凡的普通统计数字：大概只有 7% 的英国人会在人生中受到阑尾炎的折磨。没错，我们可以说阑尾是个遗物和累赘——可是与所有其他会蹒跚、剥落、渗漏、悸动的一连串遗物和累赘一样，就是这些才成就了我这副引以为傲的凡人之躯。

阿比·柯蒂斯
Abi Curtis

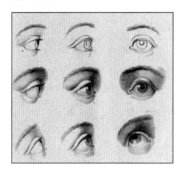

眼 睛
E   y   e

房间很暗。我看着远处墙上的两个菱形灯发出的光，一个是红色的，另一个是绿色的。我的下巴抵在一个塑料支架上，有个声音告诉我看着灯光。一个遮板突然落下，我的眼中就留下了这样一幅图像：一片光亮中放射出树根状的图案。我的视线随着一处火光移动。在近乎全黑的空间里，一个男人剪影般的头部前后飘动着。当我听到他的呼吸声，我脖子上的汗毛都竖了起来。在这种奇怪的亲密关系中，我看到了属于自己眼睛的血管的阴影。一连串镜片就位，然后我看到一张有着字母的图表从模糊变得清晰。哪一个才是真实的呢？是清晰的字母 H、L、V 和 Z，还是在镜片交替之间逐渐消逝的字母呢？我在 12 岁的时候患了近视，教室的黑板变成了一片尘土飞扬的景象，母亲也观察到我会像猫一样眯着眼睛。戴着新配的眼镜离开配镜师的诊所之后，走过停车场时，我被汽车挡风玻璃上的污渍吓了一跳。曾经一度看似柔和的世界，现在又恢复成肮脏不完美的模样。

当我的宝贝刚出生时，他只能够认出大的形状、动作和明亮的颜色。他的视野只能延伸至大约12厘米的距离，正好聚焦在我的脸和皮肤的完美距离。当越长越大，他就能看得更远并看到更多细节；而他现在已经能够看到连我都很难看到的飞机航行轨迹，或者是月亮在日间的魅影。视觉为我们和外在世界画出了一道界线，甚至对大多数人而言是五感中最主要的感官。然而，视觉并非仅用来观看和浏览；它其实与我们的意识紧密相关。

19世纪末的天文学家帕西瓦尔·罗威尔（Percival Lowell）坚信火星上有运河，通过强大的望远镜，他看到了文明的证据，河流看起来被开凿过，而兴奋地推测火星或许有文明存在。可是后来才发现那是他架设的望远镜所导致的结果，那些他认为是火星上有社群的证据，其实是他眼球后部的复杂漂亮的血管网络形成的景象。我总是觉得这件事相当凄美动人，罗威尔一直到去世仍坚信自己的发现，但是没有人相信他。眼睛让我们跟周围的世界产生联结，却也再现了一种奇异的孤独；眼睛在头颅里，并从大脑这个单一体向外注视：我们看到的东西对每个人来说都是独特的。就某种意义而言，罗威尔是对的：在某些方面，眼睛是人们创造社会的地方——与视线可及之处的他者彼此联结。当我仅通过屏幕来窥视面前发生的一切，眼睛让我想起了我的孤独。

古希腊人相信视觉"外射说"（extramission）：眼睛会发出光束来照亮和"触摸"环境。若是如此，在黑暗中我们为何看不到东西呢？这个理论后来为相反的"射入说"（intromission）所取代，中世纪的阿拉伯学者海什木（Alhazen）[①] 在距今已有千年历史的著作《光学之书》（*Book of Optics*）中解释了眼睛如何接收光线。眼睛将世界引入脑中。

我喜欢用大型单反相机来拍摄自己的旅行，其弯曲的镜头是我有缺陷的视力的延伸。正因如此，我也喜欢17世纪初约翰内斯·开普勒（Johannes Kepler）关于眼睛就像暗箱的解释：眼睛是用来记录世界的一种神秘的玻璃样玩意儿。有一位验光师曾经让我看过自己眼球内部的照片，简直与一个星球的影像一模一样：一个令人

[①] Alhazen 是该学者的拉丁化名，中文译为阿尔哈曾，而一般常根据其阿拉伯名 Ibn Al-Haytham 译为海什木。

难忘的粉红色球体，跳动着网状血管。因此，对于开普勒这位沉迷于探索天体奥秘的天文学家来说，这或许无须惊讶。晶状体、视网膜、瞳孔，借由视神经束与大脑拴系的肉制有机暗箱——瞬间就可冲洗出影像的绒布暗房。不过，尽管眼睛复杂得如此令人赞叹，它却有着引人好奇的"设计"缺陷：视神经结构所造成的"盲点"（*punctum caecum*）。我们都没有意识到自己其实有盲点。

当我们进行"眼神交流"时，从外面看到的眼睛是个美丽的器官，有蓝色、绿色、棕色、淡褐色、灰色等不同颜色的虹膜，而这些色彩束就像酝酿中的风暴或冰碛的大地，全部汇集至瞳孔的黑洞处。我爱用闪烁的眼影、睫毛膏和眼影粉化眼妆，框画出头颅上向外凝视的地方。视力良好的眼睛的形状是个球体，可若是像我一样有近视的话，眼球就会稍微扁平像个圆盘，远视的人的眼球形状则会比较像鱼雷或柠檬。这小小的不完美使我的早晨显得一片模糊，但是现代科技让我得以过上正常的生活。我还记得在 15 岁的时候，终于可以换掉厚重的眼镜，改戴浮在眼球上的轻薄塑料镜片。当时我住在香港，走出配镜师诊所的时候，视野之内没有任何部分是模糊的，我扭头看着炽热的镜像摩天大楼而不禁诧异：这个世界又变得崭新了。

谈到眼睛，就不可能不讨论失明。神学家约翰·赫尔（John Hull）从 1980 年代开始失明，他的故事深深触动了我。在黄昏时分，我坐在办公室里听着赫尔的有声书，想象他坐在自己的书桌前对着录音机轻声诉说自己的故事。他的失明之旅同时也是对悲伤和意识变化的探索。赫尔想要知道，看不到脸这件事是否就是跟自我失去联系的开端。他的妻子玛丽莲深思着："我看不见他的眼睛，也不能被他看见。就是……完全没有被人注视的感觉……当你与某人相当亲近，这真是极大的失落。"失明不只影响失明的人，也会影响无法再被看见的爱人。我想象着再无法见到我的孩子随着成长而改变的容貌。我想象着没有办法被我看见的丈夫，努力从我脸上寻找着他的脸。我因赫尔所描述的一个梦境而感到心碎；他在梦里看见了在他失明之后才出生的孩子的脸，但这张脸他永远不可能真正看到，只能通过自己的无意识（unconscious）来加以想象。

最终，赫尔开始接受失明是件"黑暗且矛盾的礼物"。对于雨阐明外在世界的方式，他做了一番美妙的思考而不禁想象："要是真的能够有类似雨的东西落在里头，房间的整体形状和维度就会浮现。"雨可能是某种视觉。这让我意识到，观看和认知还有其他形式。赫尔剖析的是一种范式转移，就是失明的亲密关系会改变一个人的意识。

　　我到当地一家地方教学医院拜访一位医学助理，他在医院眼科工作，我就称他为"格雷格"（Greg）吧。在一间繁忙的候诊室，格雷格向我走来并且充满自信地与我握手，我有一瞬间甚至怀疑自己是不是找对了人。格雷格在 20 年前因为中风而失去视力，如今只剩些周边视力。根据他的描述，人的脸变得很模糊，就如同警察记录会把人的身份变得模糊一样。跟他说话时，我默默想着，我的脸在他看来估计就像一张空白的圆盘，可以说伪装了起来。在我们的交谈中，我是不被看见的。不过，你可能看不出来格雷格看不见东西，而他也愿意别人这么想。他承认自己在刚失明的前几年有过一段愤怒且憎恨的时期，而那样的反应听起来更像悲伤。他拒绝使用发给他的白手杖，并且沮丧地说，在他当时居住的默西塞德郡，那就像欢迎人家来抢劫一样。对于病人的生理和心理变化，格雷格感同身受。尽管他已经接受了这件"黑暗且矛盾的礼物"，但是依旧经历了一个悲伤和释怀的阶段。他跟我提到以前看过的一个病人，那个男人30多岁，一出生就失明了，说自己从未想要恢复视力。对于梦想着科学进步而让他重获视力的格雷格来说，这个男子的想法着实奇怪。诚如赫尔所言："看得见的人所生活的世界是其可看见的身体的投射；可那并不是这个世界，而只是某个世界。"我开始清楚认知到眼睛的复杂和精细：太多可能出错了，那些树根状的美丽血管尤其脆弱。眼睛上的血管就像藤蔓一样布满了眼球，试图治愈时会迸裂或渗血。视神经就像肉制的宽带纤维，负责把影像传递给视觉中枢，也就是位于大脑的红布帘电影院 ①。一旦视神经因为缺乏血液供给而受损，这样的失明情况通常无法挽救。

如果不是视神经受损而是白内障所造成的失明，就有较多的治疗方法。白内障是出现于眼睛晶状体的混浊

---

① 红色是我们在黑暗中最先看不到的颜色，这也是电影院的布帘和椅套多选择红色的原因，使得关灯后的电影院显得更幽暗。

结块，其英文名"cataract"有着奇特诗意的词源，来自希腊文"portcullis"，意指吊闸门，然而它还有其他的意思，指瀑布和"向下急冲"的动态感。《李尔王》（*King Lear*）中所提到的"倾盆大雨"（caterickes）表面上是暴风雨的一部分，但是也可以诠释为李尔王道德失明的双关语："让风吹吧，吹破你的脸颊，猛烈地吹吧！／就让飓风带来的倾盆大雨尽情倒泻下来！"这个单词与水有关的意涵让我觉得饶富趣味。说穿了，白内障是患病人的吊闸门，是眼睛观看世界的障碍；可是对于从外面观看的人来说，白内障看起来就像不断打旋的瀑布深渊。

有一种近似奇迹的简单手术可以矫正白内障。医院的一些工作人员告诉我，就是因为目睹了这种奇迹，才启发了他们从事与眼睛相关的医疗工作。可是难道恢复视力的经验就这么简单吗？眼睛与大脑的关系其实很复杂。1688 年，爱尔兰科学家威廉·莫利纽克斯（William Molyneux）因为妻子眼盲而想知道，一个先天失明的人要是重见光明的话会发生什么事。他们该如何知道自己的大脑从前并不需要理解的形式和形状呢？他们又该如何将各自发展的触觉和视觉连接起来？毕竟，他们所知的世界并不必然是视觉的世界。神经学家奥利弗·萨克斯（Oliver Sacks）谈到了"弗吉尔"（Virgil）的案例。弗吉尔从小失明，到了中年因为做了白内障手术而重获光明。然而，弗吉尔的术后经历并不顺利。他看到了新的形状、线条，却无法解析成自己可以掌控的结构、建筑物或道路。他完全没有透视感。他知道台阶是什么东西，可是却无法爬上或走下，这种情况就像试着生活在埃舍尔（Escher）① 画作的吊诡世界之中。

　　在医院的时候，我注意到眼睛的娇弱柔软，故而不禁想着病人一定要克服神经质的反应，才能让眼睛接受注射、触摸或探测。在第二次世界大战期间，眼科医生哈罗德·里德利爵士（Sir Harold Ridley）为眼睛里嵌有挡风玻璃碎片的飞行员进行检查，他意识到，不同于玻璃，眼睛并不会拒绝丙烯酸碎片。这个发现使人了解到混浊晶状体可以用塑料晶状体加以替代，一个简单的医学手术就此诞生。艺术评论家和作家约翰·伯格（John Berger）描述摘除白内障的经历"足以比拟为一种遗忘的

① 知名的荷兰版画艺术家，专精于创造复杂的画面结构与混淆视觉的图案，是借此挑战视觉恒常性的错觉艺术大师。

摘除……一种视觉的文艺复兴"。[1]不过，伯格并不知道自己忘却的经历带来了某种回报："某个方向的天空灰蒙蒙一片，手放松时指关节出现了褶皱，一间屋子的远处有着绿野斜坡——就是这样的细枝末节再度召唤了为人遗忘的重要意涵。"[2]尽管治愈这种失明的方式如此简单，可这是有幸接触外科医生的人才能获得的奇迹。大多数的我们把看得见件事视为理所当然，而我们对于自己是谁的感知，也几乎是在不经意间诡秘地与此紧密相连。失明一开始会让人觉得仿若丧亲之痛或是掉入了怪异的亲密陷阱，就像被迫掉入一座地牢，在童年之后才失明的人尤其如此。对于遭逢此事的人来说，他们一定要重新建立自我意识。

在当代，我们有一些虚拟的观看方式。事实上，这种虚拟现实提供了超真实、无实体的景观的世界，而眼睛可以接受这种幻象。我跟许多人一样，每天都会浏览许多不同的窗口，而有些时候完全看不见真实世界的转换。对于我现年两岁的儿子来说，视觉世界频频带来惊喜。我们两人一起重新命名了日常的一切：满月改成了"狼月"，新月则是"故事书月"。通过我还在学步的小宝贝的感知，我正以全新的眼光来观看这个世界。我想起了只能够看见事物轮廓的格雷格，而这让我提醒自己有时要抬头望一望匆匆移动的云朵、路上树叶的纹理，以及仰望着我的双眼虹膜的精致色彩，那是缀点着绿、灰的一片蓝，混沌中闪着亮光。

注　释

1. Berger, J. 2011:42.

2. Ibid, 60.

参考书目

Berger, John (2011) *Cataract*, Notting Hill Editions.

Francis, Gavin (2015) *Adventures in Human Being*, Wellcome Collection.

Hull, John (2017) *Notes on Blindness*, Wellcome Collection.

Middleton, Pete & Spinney, James (dir.) (2016) *Notes on Blindness*, Artificial Eye.

Sacks, Oliver (1995) *An Anthropologist on Mars*, Pan MacMillan.

Sheehan, William (2003) 'Venus Spokes: An Explanation at Last?' in *Sky & Telescope: The Essential Guide to Astronomy*, http://www.skyandtelescope.com/astronomy-news/venus-spokes-an-explanation-at-last/accessed 12.12.2017.

The Vision Eye Institute– 'The amazing World War II discovery that led to modern cataract surgery' https://visioneyeinstitute.com.au/eyematters/amazing-world-war-ii-discovery-led-modern-cataract-surgery/accessed 12.12.2017.

卡约·钦贡伊
Kayo Chingonyi

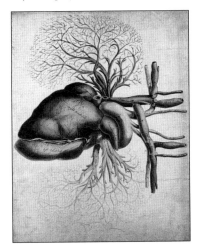

血 液*
B l o o d

*　血液是在心脏和血管腔内循环流动的一种组织。本文是本书 15 篇文章中唯一描写的不是人体器官的一篇。——编注

当遇见陌生人，比如在一个晚宴上，对方问起我的家庭或童年，我会尝试逃避。特别好的情况是我刚好坐在一个外向且话多的人旁边，只要我不时发出一些适当的声音响应，对方就会欣然自行填补空档。"我听说你是位诗人，那一定很艰难。我的意思是，写诗怎么赚钱呢？不过，我听说你出了一本书，卖得很不错，所以你一定做对了什么，是吗？"很有意思的是，我发现交流竟然可以是一方一直在说，而你不用太搭腔，就可以与对方继续对话。如果我想要调皮一下，就会虚构一些事情。诀窍就是保持严肃，只要你可以板着脸说事情，即使是疑心最重的人也会暂且接受。

有时候，我根本不需要编故事，有些人会主动臆断我的生活，而我绝对不会纠正他们。因此，当他们问起我成长的地方，等我回答后，他们就会自己想象我是跟着父母生活在那里，与其跟他们做进一步的解释，不如简单一点就按照对方以为的那样继续。跟第一次见面的人说话，实在不宜与对方分享自己人生中最痛苦的事情。然而，当两个人试着要了解彼此，而且双方都努力表现得轻松自在的时候，对话中出现的事情却让我难以启齿。如果说实话的话，我真的不知道要如何轻松诉说真相。要是有人问起我的父母，我不能告诉对方："他们在我小时候就过世了。"或者倒不如说，我是可以告诉对方的，可是真的这么说的话，马上会硬生生地将两人的对话带往一个必然的方向。因为父母照常理是不应该在孩子还那么小的时候就过世的，因此与人分享我生命中最原初的真相，意味着引起对方的不自在。"他们是怎么死的？"是随后自然而然会出现的问题，可是至少在这个讲求克制的国家，至今还没有人真的这样问过我，即使他们的表情有时透露了这样的信息。面对着是要让陌生人相信我有着一个自己没有经历过的人生，还是要看他们脸色改变而努力想知道该说些或做些什么，我通常是选择后者。

我父母是怎么死的，正是这个问题引我来到了血液这个主题。如果正处于乐于交谈的情绪中，加上有人直接问我："你的父母是怎么死的？"我就会仔细衡量自己是否真的可以实话实说。我可能会说自己的父母是死于一种"血液病"，这样既有提到重点，又宽容而模糊。我极少提到的是，我的父母都是死于艾滋病毒（HIV）所引发的支气管肺炎。我也从来不曾详细说明他们的死因是艾滋病毒阻碍了白细胞的功能，而白细胞有助于身体的自我保护。[1] 我也没有办法继续解释，在我的出生地赞比亚，"各地区成年人的艾滋病毒感染率不同，一般认为大约介于 12% 与 20% 之间"。[2] 我也不会谈起赞比亚就是这样一个国家，其境内大概有近 50 万的儿童因为艾滋病毒而失去了父亲、母亲或者双亲。[3] 我之所以不想谈这些不外乎是因为感到羞耻，毕竟艾滋病有着极端的污名，而且以极为有问题的方式被种族化了，我们对艾滋病毒如此缺乏了解，以至于我不觉得自己能够说出真相而不引起任何评判。

或许我对于评判的恐惧是值得挑战的。或许，比起泛文化让我们所相信的，人们其实更为宽容。不过，超越这种恐惧所涉及的风险仍然很高。即使那些跟我最亲的人，我都花了很长一段时间才能告诉他们艾滋病对我的人生历程所造成的影响。我之所以知道自己的父亲是死于艾滋病毒感染，是因为母亲在觉得我的年纪够大且能够了解的时候向我解释了一切。而当我母亲开始生病的时候，我完全没有想到她也感染了相同的病毒。她从来不曾跟我解释为何她的体重下降了这么多，或者说明她为什么需要我陪她到医院去做那么多的检查。我现在理解了，那是她不愿接受的现实。她拒绝了也许可以活下来的治疗。她会这么做是因为羞耻吗？她已经不在了，无法回答这个问题，而我所能臆测的就是在那段必定是她人生中痛不欲生的时期的可能感受。然而，如果羞耻是她拒绝帮助的部分原因，那么我一定要终结这样的羞耻。

那些无法在自己临终之际向我说出口的事情，她留给了我的阿姨和叔叔来解释。在花了一些时间让我适应和悲伤之后，有一天，阿姨把我拉到一旁，问我会不会很好奇母亲是怎么过世的。她问话的方式其实留了些许余地，我大可回答"不会"，可是当她问完，我的回答却是肯定的，我确实有一些疑问。在我写这段往事时，对于阿姨知道把对话推迟到适当时机的能力，我记忆犹新。

她那时以冷静的神情看着我，那个神情就如同她从前告诉我一个困难真相时的表情一样：在我过完 13 岁的生日后没多久，她在我上学前坐着跟我说，就在那天的清晨时分，母亲肺衰竭，而医护人员没能把她救回来。

当我跟阿姨有了更详尽的第二次对话之后，我就开始觉得自己一定也感染了艾滋病毒。艾滋病毒是有可能经由母亲的血液传给胎儿的，不是吗？要是我一直不接受治疗会怎样呢？我现在才意识到，我的艾滋病情结无非是我想要逐渐接受发生的一切的首次尝试，包括自己对于父母死亡方式的感受，除此之外，还有自己对于许多人知道赞比亚就只因为一件事的感受，那就是赞比亚是世界上艾滋病毒感染率最高的国家之一。我很气愤自己的家庭竟然也无法幸免于这样的统计；不只我的父母，连他们的朋友、邻居和亲戚也都感染了病毒。我的身体怎么能够容下这么多的耻辱呢？我必须要知道自己是不是也感染了病毒，以消除心中的所有疑问。

就我记忆所及，我一直很害怕针头。我所说的害怕，是只要有针头的影像出其不意地出现在我的脑海中，我的身体就会突然痉挛。我所说的害怕，是在我四五岁的时候，有一次被带去注射加强针，只是看了一眼准备与我身体接触的针头，我就拔腿逃跑了，跑出诊疗室、医疗中心，一直跑到马路上，直到感觉没人可以追上我时才停下来。当站在路口决定自己过马路是不是聪明之举的那一刻，我被抓到了。

当终于提起勇气去接受艾滋病毒检测的时候，我还是一名主修英国文学的大学生。我的大学相当尽责地告知学生，学校有提供免费、容易获取、保密且无须事先预约的性健康服务。某天，我一大清早就自行去了医学中心，而当坐在候诊室的时候，我试着不与人四目交接，也不去臆测别人在这里的原因。我推想着，只要我不这么做，他们也不会这么做。终于有人叫了我的名字，并且引导我进入一间诊室，里面的医生问了我一些问题。我的性生活是不是很频繁？不是。那你为什么来这里看医生？我为此解释了一番。这是我第一次跟另外一个人大声地说出这些话。医生听完后告诉我，我受到病毒感染的概率不大，何况根本不知道我的母亲是不是在怀孕期间已经染上艾滋病毒，而且就算如此的话，母婴垂直感染率（在没有医疗介入的情况下）也只有 15%~45%。[4]

接着他们就抽了我的血送去检测。

在我走路回家的途中，我想着获知结果可能意味着什么。我知道医生是对的，我感染艾滋病毒的概率确实不大，可要是真的染上的话，我会有何反应呢？我会告诉别人吗？我刻意绕路回家，等到终于回到房间，我靠着墙坐了下来；那是刷着某种白色油漆而且里头藏着蚂蚁窝的木屑墙。我就倚着有蚂蚁出没的墙壁等着我的电话铃响。为了消磨时间，我在脑中想了一遍可能的所有结果，反复思考着。我不觉得自己有办法解释，也就没有告诉任何人发生了什么事。我就这样坐在房间里，很不科学地独自研究起了时间及它的相对速度，经过了感觉像好几个小时，但极可能只有90分钟之后，有人打来电话跟我说明了检测结果。

我没有感染艾滋病毒。

获得确认让我有了不同的想法。接受检测是开始谈论艾滋病毒如何影响了我的生活的第一步，这一行动开启了我紧闭的心扉而让我愿意开始与人对话。那已经是将近13年前的事情了，可是一直等到现在我才开始意识到，根本不需要为那个被我叫作"血液病"的东西感到羞耻；当我放下自己对它的羞耻感，我生命中的一个重担就此卸下。确实，只有能够接受已经发生的事情，我才能够实实在在地活在当下。然后，每当有人问起我的父母，我就可以告诉对方，他们俩是在大学的时候认识，在那个时候相恋，后来在我还小的时候就过世了。每当我回想起来还是会感到有些难过。不过，即使会让我难过，我依旧活在人世间，因此只要活着一天，我就会试着不让那份伤痛成为我每天仅有的感觉。

注 释

1. Terrence Higgins Trust, 'The Immune System and HIV'.

2. UNAIDS, 'Zambia HIV and AIDS estimates (2015)'.

3. Ibid.

4. World Health Organization, 'Mother-to-child transmission'.

马克·雷文希尔
Mark Ravenhill

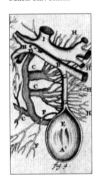

胆 囊
Gall Bladder

两年前在华沙的时候，第一晚我就感到胸骨下方出现了一股久久不散的巨大压迫感。我躺在床上不断变换姿势，或是起身在房间里走来走去，还尽可能地试着深呼吸，可是我依然感觉好像有看不见的拳头压着我的胸口。我因为疼痛而嘟哝和呻吟，彻夜难眠。我猜想可能是严重的消化不良。

第二天，我需要给一群年轻的波兰剧作家上课。疼痛后来消失了，可我只睡了大约 45 分钟。虽然我的思维和语言因此有些迟钝，但是我很高兴自己不再感到疼痛，并且期待与波兰剧场的天才们在未来一周一起合作。

然而，晚上回到酒店房间之后，回归的疼痛又如前一晚那样剧烈。整整一周的时间，疼痛就像不受欢迎的访客一样每晚反复光临；一股深沉持续的击打，有时可能会缓和几分钟，有时甚至我还可以打一会儿盹，只是总会以同样无情的力道卷土重来。令人费解，但庆幸的是，白天的时候我不会感到疼痛。但是随着那个星期一天天过去，我就在一种快要引起幻觉的睡眠剥夺的状态下上课，并且干脆放弃进食，期盼不吃东西就可以缓解消化不良的情况。

在华沙的最后一个早上，浴室镜子里有双黄色的眼睛回瞪着我。并且我察觉到全身上下的皮肤都开始变黄，我的尿液几乎成了棕色，而粪便则接近白垩色。我出现了黄疸症状。我很快用谷歌搜索了一下，确信自己需要将自我诊断结果从消化不良升级到某种癌症晚期。一名司机来我在华沙的酒店送我到机场，我不禁想，不知道他有没有注意到我变得全身泛黄？我仔细地观察他但无从得知。行车期间，外面开始飘起了雪花；下的不是雨夹雪，而是厚实的大朵白雪花，等到机场的时候，已经变成了暴风雪，大到眼前伸手不见五指的程度。

我随即冲到办理登机的柜台，胆怯地问道（并且想着自己现在可能不得不去一家华沙的医院）："飞机还有没有可能起飞？"大概听过英国机场会因为看到一层薄雪就马上关闭的事，那位波兰航空公司的空姐不禁哼了一声说道："飞机当然会起飞。"

等到飞机在英国希思罗机场降落之后，我马上叫出租车把我送到医院的急诊室。

"是胆结石。"一个医生对我说。

"所以不是癌症？"

"嗯，不是，绝对不是癌症。我们现在会把你送到楼上的病房休息，等到明天早上就会开刀把胆结石从你的胰脏里取出来。手术应该中午左右就会结束。"

"早安，我是你的外科医生。"隔天有位医生向我问好。"我会先检查胆结石，另外既然我们已经给这里做手术了，那就顺便把胆囊给拿掉吧。"他说道，"一旦出现结石进入身体其他地方的情况，代表以后很可能会再次发生，不如一起处理掉。"

"拿掉胆囊？我以后还可以正常生活吗？"

"噢，当然，胆囊是完全没用的东西。既然胆囊以后可能出问题，那最好是拿掉，一劳永逸。稍后我还会来看你，不过你不会看到我了。"

我拿起手机想要用谷歌查一下"胆汁"和"胆囊"，却发现手机没电了。胆囊真的是没用的东西吗？胆汁不是一度被公认为很重要的体液吗？胆汁——我努力回想很久以前上过的蒂利亚德（Tillyard）关于伊丽莎白时期世界图景的大学课程——是人体体液之一，不是吗？是的，确实如此。血液、黏液、胆汁，嗯……还有某个东西，一度被公认是人体内不断流动的四种体液，而这四种体液的平衡攸关生理和心理健康。

唉，胆囊的下场真是可悲！就在几个世纪之前，胆囊还是负责将四大体液中的一种注入全身的重要器官，可是现在用短时微创手术就可以摘除，再之后我猜想大概就是被拿到医院后面的某处焚化销毁。

准备撰写这篇文章时，我前往伦敦大学学院医院采访了外科医生安德鲁·詹金森（Andrew Jenkinson）。他安排我进手术室观看胆囊切除术的全过程，而当他在手术当天一大早发信息告知我胆囊手术需要延期进行时，我不禁松了一口气。延期是因为突然出现了一台紧急手术，几个月前才安装了胃束带的一名病人出现了严重并发症，由于胃束带扭曲变形，约一年的时间，她就从过胖变成体重不足，处于危险边缘，并火速成为开刀名单上的头号病人，于是当天没有适合我观看的手术了。

在詹金森医生要结束当天工作的时候，我与他在医院的餐厅见了面。他嚼着尼古丁口香糖问我："要不要来一颗？"随后潦草地画了一张图来向我解释消化系统的运作，以及胆囊在其中扮演的角色。他首先画了一个人的胃部，提醒我胃在体内的位置其实要高很多，大约位于我认定的腹部的上方，这让我感到很惊讶。接下来又画了肝脏（没想到这么大），而像个泄了气的小气球的胆囊就位于肝脏下方。

人体分泌胆汁（gall，或是我们现在的说法 bile）是为了分解胃里的高脂肪食物。胆囊本身并不会分泌胆汁，胆汁其实来自肝脏，胆囊负责的是类似泵的工作。举例来说，要是吃了超大张的四重奶酪比萨，身体就需要立即将胆汁输送到胃，此时胆囊就要开始工作，将胆汁送去分解奶酪。不过，储藏在胆囊里的胆汁可能会结晶而形成胆结石；胆结石累积在胆囊内只会让人感到不适，可是一旦跑出胆囊，就会造成肝脏阻塞，或者是如同我的胰脏阻塞的状况。这样一来情况就很棘手了。

因此，比起还有胆囊的我，现在的我是不是比较不容易分解脂肪呢？"是有证据显示，极少数的胆囊切除病人会出现腹泻的情况，"詹金森对我说，"因为他们的身体不再能像从前那样有效地分解脂肪，但非常少见。"

"那么人体为什么会有这样一个可有可无的器官呢？"
我问道。我以为进化就是为了确保人类可以拥有高效、
近乎功利的身体。对此，詹金森跟我说，那是因为人类
文明的发展已经远远超过人体进化的速度。就消化方面
而言，人类的进化还没有赶上数万年前开始的农耕生活，
我们的消化系统依旧停留在狩猎采集的阶段。

詹金森解释道，狩猎采集时期的人并不像现代人这
样几乎不间断地进食，大吃一顿或大饿一场是旧时的常
态。或许一个星期会宰杀一头野牛，这表示人类会相当
快速地吃进大量的蛋白质和脂肪，胆囊的辅助作用此时
就真的派上了用场。几天之后可能会来顿水果大餐，可
是接下来可能要等上一段时间才需要再次分解大量脂肪
来作为能量储存。

因此，要是医学果真进步到按个钮就能切除胆囊
的阶段，詹金森会建议每个人都切除胆囊吗？"如果我
们能够保证不会有任何并发症的话，"他说，"我会这么
建议。"

詹金森说得起劲，将桌上那张为我画的人体消化系

统图拉到了自己一边，在胆囊上画了一个十字标记，并且开始在先前画好的画上画东西。"事实上，"他边画边说，"我们其实也不太需要胃。人的胃实在太大了，几乎不会填满。现在的我们已经不是狩猎采集时期的人，我们可以经常获得食物，以至于过于频繁地往胃里塞食物了。"

我在座位上不自在地扭动了一下，我知道自己已经符合中年发福的身材，而医生很可能会认为是濒临肥胖。瘦而结实的詹金森大概与我同龄，可是有着游泳或自行车运动员的身材，显然是个实践着自己极力鼓吹的理念的人。他的身体必然没有过多的卡路里，我沮丧地这么想着，并发誓要立即展开节食和运动的生活。

詹金森把那张纸推给桌子另一侧的我。"就当代食物获取的状况，我们现在可以规律地吃少一点，"他说道，"我们大概只需要 10% 的胃容量。"我低头看着他画好的那张纸。他用虚线把胃割成一个细管，分出多余的 90%的容量。我看向坐在桌子对面的詹金森。我可以察觉到他眼里的兴奋，并且想象着他那近乎福音般的激动情绪，为的是后工业时代的人类有可能不再需要困在一副前农业时代的身躯，也就是我们可以进行修改和切除，让自己拥有符合这个时代所需的身体。

显然科技现在仍处于尚未成熟的阶段。詹金森才刚花了当天大部分的时间解决胃束带所导致的可怕并发症。不过，距离我们可以借简单手术切除 90% 的胃的日子，大概不会太远。无论是中年发福或濒临肥胖，都将不再是问题。

而且老实说，我并不会怀念我的胆囊。如果有人在我还没有切除胆囊之前问我的话，我会说身体的每个部分对我而言都是必要的。好吧，或许并不包括那些我一直试图要甩掉的身体肥油，毕竟那些是声称有权掌控我天生苗条身材的不受欢迎的外来居民。然而，我依然觉得头发是不可或缺的部分，即使我大约在 20 年前就出现了雄激素性秃发。这是一件奇怪而且不断变化的事情：我有一种感觉，我就是我的身体，其中有些是必不可少的，而有些是可有可无的。

我的扁桃体还在，我没有赶上几乎自动切除扁桃体的年代，对于我上一辈的人来说，那是必须的经历。出生于一个有名无实的英国国教会家庭，让我得以保留了我的包皮。我在不到一岁的时候就切除了阑尾，说真的一点也不会怀念。文化、历史或机缘都会影响身体某个部分的去留，这让我意识到，我的身体并非如同自己所想象的那样一成不变。

从 1950 年开始，澳大利亚强制要求南极探险家在出发执行任务前切除阑尾，以确保他们不会在没有外科医生的地方遭受阑尾炎之苦。虽然不是强制性的措施，但俄罗斯、英国、法国、智利和阿根廷的南极探险家也经常施行相似的预防性阑尾切除术。

2012 年，《加拿大外科医学期刊》（*Canadian Journal of Surgery*）刊登了一篇由一支外科医生团队共同执笔的文章。当在月球建立殖民地以及载人登陆火星任务不再只是科幻小说中的情节，太空计划规划的行程现在已经变得越来越长，宇航员是不是也应该在飞离地球大气层之前就进行预防性的外科手术呢？也就是说，为了避免远在外层空间的时候出现医疗并发症，太空人应不应该事先切除人体不必要的部分呢？诚如预期，这群加拿大外科医生在报告中谨慎地总结：

由于巨大潜在风险的后果是任务失败和／或人员丧生……任务成员应该考虑对健康阑尾进行预防性外科切除术。这可能也适用于健康的胆囊……若是出现胆结石显然会带来极大的威胁……在长时间的太空飞行期间，相较于治疗急性阑尾炎或胆囊炎所需的后勤补给工作，简单安全的预防性手术有明显的益处。

因此，综合考虑之后，为了以防万一，宇航员最好能够事先切除阑尾和胆囊。不久的将来，这会不会成为给予所有人的标准建议呢？

最近，我与在美国的一位女性朋友聊了一下，她正在考虑是否要接受预防性的双侧乳房切除术。她并没有乳腺癌的任何征兆，可是一想到家族病史，年过50的她觉得没有乳房会比较好。她的几位女性朋友都已经做了相同的手术。我点头表达支持她的决定，忍住了自己的直觉反应而没有对她说出：难道你的胸部不是你自己身为女人和美丽的重要组成部分吗？你真的可以就这样切掉没有癌症的乳房吗？"乳房现在对我一点用处也没有，"她带着一抹悲伤，微笑地说着，"或许为了安全起见就干脆切掉吧！"

由于胆囊或阑尾对我们早已失去象征或文化的重要性，决定要舍弃它们就相对容易些。然而，随着医学科技越来越精密，我们必将面对一些困扰。到底在医学上、心理上和情感上不可或缺的是我们的哪些部分？我是我的身体吗？又有多少部分是我想要或需要的呢？

威廉·费因斯
William Fiennes

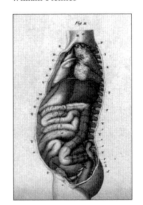

肠　道
B　o　w　e　l

我 18 岁的时候，开始出现疼痛：大便时会抽筋到像有人在扭转我的肠子，喷洒的血液溅满马桶，以及腹泻10~12 次后所带来的虚弱感。我觉得仿佛全身是孔，就像触须动物般所有固态的东西都可以直接穿过我的身体。小时候的我以为生病就是暂时休息，大不了就是在床上躺几天，喝着母亲拌入葡萄糖粉末的新鲜橙汁，让房间里充满水壶烧出的蒸汽，等到康复之后即可回到在外面等待着的世界。但是，这一次的情况充满了全新的体验和语言：我的肚子被医生用硬式乙状结肠镜灌气而涨得像个气球，鼻子和喉咙插入了塑料管直通胃部和回肠，好几升的钡餐让香肠般的肠子在 X 光下显像，抽血师固定止血带并用戴着乳胶指套的手指按压静脉，留下了咒语般的"尖锐抓痕"，点滴架的陪伴，手术前尝到的短暂金属味，导管和内腔镜，结肠脾曲和直肠瓣，溃疡、肉芽肿和克罗恩病（Crohn's disease）。

有些东西只有在出错时我们才会想起它们的存在，如风扇皮带、复式锅炉以及肠道。生病前，我从未想象过位于肚脐后方的那黏糊状的一团，可是肠胃科医生现在将一条 20 英尺长的管子从我的嘴巴贯穿到肛门，可以说两头都通了气和见了光；这是一条巧妙的管道工程，整合了食道、胃、小肠、回肠、结肠和直肠，这里含有比脊椎还要多的一亿个神经细胞或神经元，而且还包括全身 95% 的血清素。我开始感受到横跨腹部的结肠或"大肠"的形态分布：上升的乙状结肠和下降的结肠，以及脾脏和肝脏附近的弯曲（专业名称为结肠脾曲和结肠肝曲）。在健康的时候，这个葫芦状的美妙部位每天可以吸收 10 升的液体（水、唾液、胃酸、胆汁分泌物、胰液）。结肠镜的探照灯有个微小的活动眼，在黑暗弯曲隧道中拍摄影像，我的结肠镜照片中呈现一片溃疡、发炎和结痂组织的混乱发红的生物景观。

这是多奇怪的观察方式，而我很快就可以从全新的角度来观看自己的肠道，不只是亲眼看到而已，而且是真的就在手边或手的下方观看。外科医生在我右臀上方的腹部开了一个洞，从中拉出一团肠子，并将肠子切开，这样未完全消化的食物浆液（俗称食糜）就可以直接从我身体正面流到一个袋子里。当我醒来之后，我可以听见心电监护仪沿着病房传来的哔哔声。有时候，哔哔声会变得比较大而引人担忧，结果却是护士在使用微波炉加热即食餐。我想要看一下自己的结肠造口，看一下从我的臀部上方探出的肠子开口；我想要见到它，看看这个我生命中的新事物，可是它却已经出现一种自主性格，仿佛根本不属于我。早上的时候，一名护士拉上了围着病床的布帘并且为我拉开了被单；我往下看见沾满血液和淡黄色泡沫的小透明塑料袋，里头有一团或一球如橡胶或舌头般的肉红色的湿软人体组织。那名护士看到了被吓到的我，于是试着安抚我；她告诉我肠子没有神经，并不会产生痛觉，因此就算她放入手指，我也不会有任何感觉。在麻醉剂造成的梦幻之中，我想象着她先是插入手指，然后是整只手到手腕的部分都伸进了伤口，一直到她可以握拳抓着我的阑尾或脾脏并将之拉出我的身体，可是并没有血迹暗示发生了任何不寻常的事情。

当然，人几乎对什么事物都会习惯，即使带着一个绿色的塑料公文包回家似乎是一件怪异的事。公文包里装满了工具：康乐保（Coloplast）、康维德（ConvaTec）和丹萨克（Dansac）等不同品牌的造口袋，像留着长发的小女孩可能会用的小发夹般的备用塑料夹，仙女牌（Peri-Prep）无菌拭片，用来在法兰底板上剪洞的特制弯曲剪刀。很快我就养成了习惯：跪在马桶旁把袋子清空、清洗和干燥，把所有脏的东西塞入类似用来装尿布或狗屎的防臭大塑料袋里，接着再为干净的器具装上结肠造口袋，加压法兰底板来暖化黏着剂，固定塑料夹来合上开口。我从来不曾想过这些会如此有趣：密切注意这些奇怪的内部活动。身体正面系着的袋子感觉像一个装满废水的毛皮袋，其内容物可能黏稠如粥，或是稀薄如果汁，或是混着生菜丝或豆子而上下晃动的浓菜汤。有了一个窗口可以观看自己隐藏的内部处理程序；了解到整个晚上竟会排出这么多的肠气（或是肠胃胀气，这是造口病人都会学到的称呼），以至于我的袋子到了早上会膨胀得像个拉扯着黏胶的小飞艇，可以在洗澡的时候当作我的浮力辅助装置将臀部拉浮到水面上。

我对结肠造口本身也深深着迷。结肠造口的英文"stoma"的希腊词源是开口的意思，而这个位于我右臀上方的粉红色橡皮乳头有时会松弛而变长，就像我的第二个阳具般悬挂在我的腹部。有一次，在更换袋子的晃动中，我发现自己的结肠造口也有喜怒哀乐，甚至可以说是性格善变：有时候，它会皱缩成如乳头大小的小肉芽并紧紧依附着我的皮肤；有时候，它会松弛延展并生机勃勃地试探着身体之外的广阔空间。这让我想起了从礁岩洞穴中探出头的鳗鱼，或是电影《异形》（*Alien*）中的太空异形生物从约翰·赫特（John Hurt）的胃里冲出来查看餐厅的场景。根据我近来吃的东西和身体的放松状态推断，结肠造口可能在正常工作，将食糜推出并缓慢流进马桶中。因此我有时候会不禁惊叹，原来自己竟然可以这样看着自己的身体运行，其中肌层以扭绞的动作挤压出液体，肌肉收缩的蠕动波推移粪便通过肠道，而这一切都是通过自主性的神经支配在无意识之下发生的，就像心脏的跳动一样……

是的，确实令人着迷，可也令人作呕。袋子有时会在夜里脱落，我则会因为肚子上到处沾满自己排泄的暖湿发臭物而醒来。有些时候，我会对着镜子瞧着这件人工装饰物，一个粉红色的肠肉球就这么缝在身体侧边，而我必须天天带着这个装着肥水的袋子。我幻想了一个神话：人要是犯下了某种越轨行为或罪行，众神就会强行把他的耻辱装入袋子，之后缝到他的腹部或侧边而让其随身携带当作惩罚。我认为自己的结肠造口和随身用具完全打消了自身的肉欲，是不让我拥有情色生活的标记；我无法想象在他人面前褪去衣物而露出这个藏在衬衫下的可耻东西；我也无法想象自己与人拥抱或贴身跳舞，而对方可能会察觉到衣服内这个在我臀部上方的橡胶肉球、塑料夹，以及悬吊着的泥团。我梦见一个从未见过的女孩跪在我的面前，而我没有带袋子，洁净的结肠造口就暴露在外；梦中的女孩向前亲吻了我的结肠造口；因为这个亲密的举动，我几乎是喘不过气地从梦中醒来。她可能亲吻着我的肝脏或心脏瓣膜，按理说那是没有人可以触碰到的部位，不过，脆弱柔软的肠道和舌头愉悦的碰触相抗衡，虽然黏膜组织间的触碰有一种触觉逻辑。

有时候，我会审视人群，想象其中是不是有像我一样的人，这些造口病人是不是也藏匿着仙女牌拭片和肠胃胀气碳过滤阀，以及或许是比较新式且有着特百惠

（Tupperware）夹式接口的两件套装置。虽然我们无法认出彼此，可是我们属于同一个秘密会社，拥有一个大多数人终生无法亲触的器官。我们这些人会跪在马桶前清空自己；我们知道粪便在夜间从肚脐向上排出是怎么一回事；我们也都了解站着冲澡而没有袋子沾黏皮肤的良好感觉，热水会流过住在身体侧边的粉红色蠕虫，而升起一股水冲刷身体内部的感觉。此外，我还想象过将要缝合结肠造口的时刻，我的肠子会被塞回原先的位置，我的身体内部会再度隐藏起来，让我不再是在外面炫耀管子的人体蓬皮杜中心；我会像大自然所希望的那样再度完整，我的身体会恢复原状。我又可以重新正常生活。

我不知道脱垂，不知道有些造口病人的肠子可能会从身体正面掉出来，就像外翻的袖子一样。因此，当有天下午我发现自己的结肠造口比平时长的时候，我大吃一惊。当我把袋子拉离自己的身体时，我发现怎么都拉不完，只见造口如同一条随着塑料袋盘卷而起的长条粉红色软管。我赶紧把袋子放低，紧握住靠在腹部来回摆动的肠子，有六七英寸长，我脑袋里则想着它可能会越掉越长，感觉自己的身体就要毁灭了，像个内部被掏空的玩偶一样。我听过早期结肠造口原型的故事，几百年前的士兵发现自己的腹部被火枪弹扯开而双手捧住掉出来的肠子。我曾看过关于圣伊拉斯谟（St Erasmus）的绘画，画中的罗马迫害者会使用一种锚机把他的肠子从腹部洞口绞拉出来，因此那个男人和装置之间看似连着一条紧绷的脐带。后来我梦见自己的肠子从体内滑落到漏勺里，湿滑且温热，像煮好的意大利通心粉一样。不久之后，穿着绿色连身服的护理员丹（Dawn）让我在床上躺好，她看了一下就开始用戴着手套的双手把我的肠子引导回体内。肠子都滑送回体内，甚至没有露出突出的小肉乳，而只剩下如同鲸鱼喷水孔般与我的皮肤齐平的开口。而这一切竟然完全没有疼痛感，就是让人感到说不出来的不对劲；这种肉体的秩序和形式的混乱状态的发生竟然没有显示危险的任何疼痛，就好像人体的进化完全没有为这样的事件发展出一套程序一般。

现在回想起来，这仿佛已经是好久以前的事了，就在我20岁出头的时候，有两年的时间让我体会到自己的肠子并不只是一个抽象的概念。当外科医生缝合了那小小的开口，并且把它塞入拥挤的腹腔的几天之后，我站在镜子前扒开自己的衣服看着不再有开口的身体；我几乎是喘不过气地看着，仿佛自己是被重新组合的，并再度变得完整。我没有想到自己有时会怀念那个开口、袋子握在手里的重量、有着意外的甜味的食糜、使用弯曲造口剪刀在袋子的法兰底板剪出一个特定洞口的手工艺乐趣，而且结肠造口竟像只有着无法预测的状况和情绪的稀有宠物：起着褶皱的小肉乳、松弛的下悬物、探寻地向世界延伸的小蠕虫。我往下看着臀部上方的疤痕，我不禁想着它就在我皮肤之下的温暖红色巢穴中好好地活着。

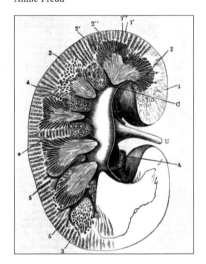

安妮·弗洛伊德
Annie Freud

肾　脏
K i d n e y

除了解剖过一只小鼠、读过少量文学相关书籍，以及有位女士曾从肾形梳妆台上捡起一把梳子丢向我的父亲的模糊童年记忆之外，我对真实的肾脏并没有过太多印象。因此，为了写这篇文章，我所做的第一件事就是到肉店买些羔羊肾脏。

　　买回家后，我感到诧异的不只是羔羊肾脏的柔软，还有其松垮的程度，简直像由轻薄细软的薄膜包起来的一团液状物质。一个如此复杂的东西怎么竟显得如此软弱无力？由于几乎没有任何表面张力，只有相当锋利的刀刃才能将之划开，而且内部物质看起来非常相似，这也着实让我惊讶。

　　搭配青豆和煮土豆吃完了美味的牛肉腰子派之后，我把剩下的两个肾脏放在盘子里，希望这种静物画的呈现足以邀请观者欣赏死亡肉品的解剖学事实和美学特质：一个是完整的肾脏展示，另一个则对半切开。放好后，我开始画画。

我发现自己使用了最浓重的栗色、最精致的粉红色和最深沉的暗红色。我不知道画这幅画的目的是什么，实在想不出答案，倒是想起了柴姆·苏丁（Chaim Soutine）和弗朗西斯·培根（Francis Bacon）的画作、达·芬奇和米开朗基罗的解剖图，以及描绘屠宰肉的绘画所依附的意义。我回想起曾经在现代主义建筑师和设计师的作品中看过肾脏的流畅线条。建筑师恩斯特·弗洛伊德（Ernst Freud）是我德国犹太裔的祖父，他喜欢在庭院设计中加入状如肾脏的鱼池。尽管觉得自己依然缺乏关于肾脏的知识，但我已经处理过、切割过、调味过、烹煮过、吃过、注视过和画过它了。

我探访了多位杰出的肾脏专家以找出更多信息。当他们说着肾脏并赞颂它的勤奋、复杂和多功能的时候，我无法不注意到他们表达出的赞美，甚至是热情。他们会使用"精细微调"和"准确剪裁"等字眼，并会不停地提供给我一些让人惊叹的统计数字，像"每次心跳所抽送出的血液中，有 25% 是输送到肾脏的"，以及"我们身体的全部约 3 升血浆会由肾脏每天过滤 43 次"。

我的邻居和朋友马库斯·索尔迪尼（Marcus Soldini）是位已经行医约 25 年的家庭医生，他要我想象每一个肾脏是由两棵各自独立的树所构成，一边是血液供给，另一边是过滤系统，而两者的最外层细枝则紧密交缠在一起。"想象一下这样的画面，"他说，"血液进入了动脉干，而动脉干会分化，细分成更细的分支，每个分支的末端都有一团毛细血丛，也就是人们所说的肾小球，而每个肾脏大约有 100 万个肾小球。"他用手比画着向我解释每个肾小球是如何被过滤系统最外层的分支所环抱，并在此形成被称为鲍氏囊的杯状囊结构，就像包裹在壳斗中的橡果一样牢牢地嵌在囊中。他特别强调："这整个单位叫作肾单元，里面的隔膜是人体和外在世界之间的交界，不可或缺的过滤程序就发生在这里。"当我说这是所谓的"晴天霹雳"的时刻时，我很确定读者们都会明白我的意思，而且就是在这样的时刻，夹杂着某些知识片段的术语反倒让人觉得像诗歌。

当然，并非只有如此。"糖尿病"（Diabetes mellitus）这个医学术语指的是尿液中出现异常的高浓度葡萄糖的情况，而该术语的拉丁文从字面上翻译是"甜喷泉"，而肾脏在极度脱水状态下所生产出来的超浓度尿液量则被称为"强制尿量"（*volume obligatoire*）。因此，我立即意识到诗人必然熟悉的一种有些可耻的混乱。在这种混乱中，几乎任何有关努力的词语突然间充满了令人无法抗拒的华丽，而且在任何人得到它之前，必然要不计代价地将之独占。

我同样对马库斯的这个描述深深着迷：尿液的旅程是先经由排解通道引至肾盂，接着再由称为输尿管的一条纤细肉管以蠕动波的推挤方式缓慢滴入膀胱。

关于肾脏的写作，我的直觉反应是写烹调的喜悦。我记得那是个阴暗的暴风雨午后，时间就在于多塞特郡度过第一个圣诞节之前，手里拿着一堆袋子而且全身湿透的我感到异常饥饿，就在那时，我看到位于布里德波特镇中心的丁字路口的一家小酒吧闪烁着招揽客人的灯光。店里的菜单上有着标价为 4.95 英镑一道的腰子吐司。想起那天吃的那道菜的美好滋味，我不禁想到伊丽莎白·戴维（Elizabeth David）的一道食谱：

火爆腰子（Rognons Flambés）

一个猪腰子（一人份）

盐

杜松子

黑胡椒粉

第戎芥末酱

鲜奶油

白兰地

黄油

剥去猪腰子外皮并将之对半切开。以温盐水浸泡半个小时后，利用十字刀法将猪腰子切块，接着以黑胡椒粉和些许盐加以调味。

用浅锅加热少许黄油，放入猪腰子块之后快速煎炒，要加以翻动，不要把猪腰子块炒到卷曲。五分钟之后，加入三四颗压碎的杜松子，淋上一小杯白兰地并使之起火，要摇一摇浅锅从而使火焰扩散。火熄灭之后，就可以拌入混合了两小匙第戎芥末酱和四大匙鲜奶油的酱汁，立即起锅。

我发现自己在詹姆斯·乔伊斯（James Joyce）的《尤利西斯》（*Ulysses*）的带领之下回到了更久远的时光。这一次是书中人物利奥波德·布卢姆（Leopold Bloom）的厨房；布卢姆"喜欢浓稠的杂碎汤、有咬劲的胗、填料后火烤的心、裹着面包屑煎炒的肝片、炸雌鳕卵……烤羊腰子有着淡淡的尿骚味，微妙地刺激着他的味觉"。我可以闻到这些食物在炒锅里烧煮的味道，并且看到布卢姆"有如老饕般咀嚼着可口的嫩肉"。

重新阅读这些文字并且享受它们对犹太戒律仪式的亵渎的同时，我也意识到某种聪明的新风格餐厅提供动物内脏的当今时尚，就如同主厨作家弗格斯·亨德森（Fergus Henderson）创造的"从鼻子吃到尾巴"（nose to tail eating）的说法。

独特的味道、孤独的经历、私密的肉欲……

尽管无法准确地追溯其词源，肾脏的英文"kidney"源自14世纪的"kidnere"，但事实证明，其是子宫的"cwid"和意思为蛋的"ey"这两个古英语单词的合成，也就是"子宫－蛋"，其意涵可谓相当明确！相较于心、胃甚至是肝脏都占据着比肾脏更为中心的人体位置，而且都有着无数的隐喻用途，（不论是人类的还是动物的）肾脏则很少出现于历史或文学之中，而且似乎呈现某些相当单一的联想。

中世纪时，你可能会听到"某人是我的（或他的）肾脏"[a man of my（or his）kidney]的说法；这是因为在那个年代，大家认为人的性情受其体液所支配，因而认为肾脏是感情的中心。正因如此，"某人是我的肾脏"意指一个人的气质和性情跟说这句话的人很相近。莎士比亚的《温莎的风流娘儿们》（*Merry Wives of Windsor*）中的法斯塔夫爵士（Falstaff），以及 T. S. 艾略特的诗作《一颗煮蛋》（*A Cooking Egg*）中的说话人都说过这句话，表明使用这句话也暗示了一种与过度重视个人地位有关的滑稽感。

在安娜·德克洛（Anne Desclos）的《O娘的故事》（*Histoire d'O*）中，这本 1950 年代恶名昭彰的虐恋小说不断地重复使用"les reins"这个词，尽管其字面上的意思是肾脏，但小说的用法带着令人恐惧的模糊意涵，选定"the loins"作为女性性器官的委婉用语，暗示最内在的也是最脆弱的。我们也可以在波德莱尔（Baudelaire）

和蓝波（Rimbaud）的诗里看到"les reins"；这两位诗人几乎是相互较着劲要看看谁最擅长对（女性的）真实肉体进行淫秽描写。塞尔日·甘斯布（Serge Gainsbourg）和简·柏金（Jane Birkin）一起合唱了《我爱你，我不爱你》（"Je t'aime … moi non plus"），其中副歌的歌词是"Je vais et je viens enter tes reins（我在你的身下来来回回）"。

歌词中提到肾脏的流行歌曲的数目也相当惊人，包括艾尔·贾诺（Al Jarreau）、丁骨·沃克（T-Bone Walker）、保罗·韦勒（Paul Weller）、玛丽安娜·费思富尔（Marianne Faithful）、比约克（Björk）、马克·E. 史密斯（Mark E. Smith）、红辣椒乐队（Red Hot Chili Peppers）、Jay-Z 和埃米纳姆（Eminem）等，这些歌手和乐队都认为值得把肾脏放到歌词里面。我在这里要特别提一下的是弗兰克·扎帕（Frank Zappa）的超棒歌曲《Pygmy Twylyte》：

便便房里的

臭气

让水晶眼闻到饱了，而水晶眼

有颗水晶肾脏，他很怕就这么

死在 pygmy twylyte。

《旧约》提及肾脏超过 30 次或许没有什么稀奇，但若是同时知道书中一次都没有提到大脑的话，那就不同了。根据韦伯斯特（Webster）的《圣经重要语汇索引》（*Concordance with the Bible*），肾脏之所以在《圣经》里如此重要，部分原因是人们认为包围肾脏的脂肪极度纯洁。正因如此纯洁，肾脏被认为是火祭动物活动中要留给神的，并且被视为神圣的象征。

肾脏的位置尤其让人难以接近；屠夫剖开动物之后，肾脏是最后才能触碰到的器官。他们假定一个人内在最深处的部分具有象征性，在《约伯记》中，"把肾脏劈得四分五裂"即是造成个人的彻底毁灭。由于隐藏的位置和献祭的用途，一般认为肾脏是最内在的道德和情绪冲动的所在之处。肾脏（kidneys 或 reins）因而会"下达指示"，一旦"被刺戳"就会引起痛苦或欣喜，并成为人类良知的象征。由于"认识"或"试探肾脏"是神的重要力量，这也表示他完全了解每一个人。

我知道自己终究还是要写一点与肾脏疾病有关的东西。我很感激雨果·威廉姆斯（Hugo Williams）授权我在此引用他所写的一首动人且充满勇气的诗歌；他在诗里描述了自己罹患糖尿病的真实痛苦经历：

透析的真实（Diality）

记忆的震撼，

只是暂且遗忘，

而非真正好转，

不过是一种健康假象，

就像药物成瘾一样。

对于累积在你系统里的水分，

升高你的血压，

让你的身体肿胀，

它施展一种脱干的伎俩。

它过滤脏东西

让你感觉干净一两天，

用的是挂在你机器旁

充满粉红色细沙的

透明导管。

你的肾脏很喜欢

不用再工作的主意

并且慢慢停摆，

让你变得依赖。

你停止排尿。

透析对你来说很糟。

一直到最后，大多数时间

你觉得很糟。

记忆的震撼，

暂且遗忘。

　　写到最后，我终于意识到，我选择写肾脏最充分的
理由其实跟我的先生戴夫有关。几年前，他的肾长了恶
性肿瘤，后来接受了微创手术而治愈。幸运的是，肿瘤
并不是长在靠近其他器官的地方，并且受到了控制。那
真是很难熬的一年，我还记得我们在会诊医生的电脑屏
幕上看手术前后的影像，看完之后，我们都松了一口

气，我的先生对手术的圆满结果也感到相当高兴。不仅因为我先生的肾脏，而且因为花了不算短的时间来思考这个美好的小器官，所以我对肾脏有着一种特殊的情感。

菲利普·克尔
Philip Kerr

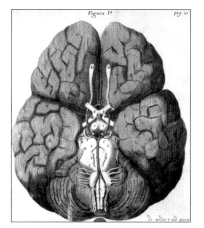

大　脑
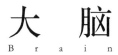

美剧《绝命毒师》（*Breaking Bad*）的主角沃尔特·怀特（Walter White），是个身无分文且罹患肺癌的中年高中化学老师，他与以前的学生杰西·平克曼（Jesse Pinkman）一起开始了生产结晶甲基苯丙胺[①]的犯罪生涯，希望生前贩毒赚得的大笔钱财能够作为死后安家之用。该剧创作人文斯·吉里根（Vince Gilligan）曾经简单地说过，这部五季电视剧就是把奇普斯先生（Mr. Chips）[②]变成了疤面煞星（Scarface）[③]。

脑叶切断术（lobotomy）曾经是医学手术中的疤面煞星。过程中会切开人的大脑，然后切除或刮掉脑叶以达到治疗精神障碍的目的，有时候会牺牲人的个性和智力。

[①]　俗称冰毒。
[②]　英国小说家詹姆斯·希尔顿（James Hilton）的作品及其改编的电影《万世师表》（*Goodbye, Mr. Chips*）中的主角。
[③]　美国同名犯罪电影中的毒枭主角的昵称。

写这篇文章的个人目的在于，我想向你们描述这种把疤面煞星变成奇普斯先生的手术。我希望可以说服你们，这个曾经恶名昭彰的医学手术现在已经值得信赖，而且足以为许多遭受颞叶癫痫之苦的人带来希望；此外，我也想恢复"lobotomised"（接受脑叶切断术）这个单词本有的姿态，使其不再是用来形容一个人不够聪明，或是受到神经外科介入治疗而变成植物人的贬抑之词。

不过，如同沃尔特·怀特大概会说"杰西，我们可不要操之过急"一样，我们需要从疤面煞星开始谈起。

第一台脑叶切断术发生于 1935 年，同时也被称为脑叶切除术（lobectomy）① ，是由葡萄牙神经科学家安东尼奥·埃加斯·莫尼兹（António Egas Moniz）主持进行的。对于一种拿着冰凿从眼睛后方敲入并像切鸡屁股般地切掉人的些许大脑的手术，许多人可能会心生疑问，这种东西怎么可能一度成为潮流。不过，这种手术的使用在 1940 年代初期开始急剧增加，到 1951 年的

---

① 两者的差异主要在于，一个是部分前额叶，另一个是整个脑叶。

时候，仅美国，脑叶切断术就进行了接近 2 万台。埃加斯·莫尼兹甚至在 1949 年得了诺贝尔生理学或医学奖，原因正是他发现了"脑叶切断术对于某些精神疾病的治疗价值"。然而，这种手术始终备受争议而且有很多受害者。随着 1950 年代中期开始采用抗精神病的药物治疗方式之后，脑叶切断术随即近乎被完全弃置。在这篇文章的第一部分，我所关注的正是这些粗陋的早期脑叶切断术。

我相信大家都熟知约翰·肯尼迪（J. F. Kennedy），以及李·哈维·奥斯瓦尔德（Lee Harvey Oswald）[①] 对他的头部造成的伤害。然而，你们可能不知道，肯尼迪的妹妹罗斯玛丽（Rosemary）是早期接受了脑叶切断术的病人之一，时间是 1941 年，当时的她只有 23 岁。她或许不是学校里最聪明的学生，可她的日记显示她是一个思维缜密且观察敏锐的年轻女孩，在由当代最有野心和最无情的大家长约瑟夫·肯尼迪（Joseph Kennedy）所掌控的大家族中，她正力争上游。由于罗斯玛丽有主见且

————————————

① 一般认为此人是肯尼迪暗杀案的头号嫌犯。

叛逆，医生说服他的父亲可以采用一种尚在实验阶段的新手术，借此控制女儿反复无常的情绪和变化莫测的行为。然而，他并没有咨询太太的意见，看来她似乎不太可能同意。我们至少可以说，整个手术的经过实在骇人。

医院只让罗斯玛丽服用了一种温和的镇静剂。詹姆斯·瓦茨医生（Dr James Watts）从头骨上打开了一个脑部外科手术的切口，他们用来切除一小块大脑的器具看起来就像一把奶油刀。在瓦茨医生进行切除时，沃尔特·弗里曼（Walter Freeman）医生则问罗斯玛丽一些问题，他要她背诵《主祷文》，而另外两位医生则帮忙粗略估算要切除多少大脑。令人匪夷所思的是，他们依据的并不是心电图（ECG，当时还没有发明这种东西），而是罗斯玛丽对问题的响应。情况就有点类似艾萨克·牛顿用一支光秃的粗针就要观察自己眼球底部一样，我们只能说这是莽撞的行为。当罗斯玛丽开始背得颠三倒四时，医生停止了手术。动完脑叶切断术之后，大家很快就发现这次的手术无疑是场灾难。罗斯玛丽的心智退化成如同两岁大的孩子，她马上被送入了精神病院，终其一生都无法说话或走路，而且伴随着大小便失禁症状。约瑟夫·肯尼迪后来不曾再见过这个女儿。至于罗斯玛丽的兄弟姐妹，则要等到20年之后才知道她从家族中消失的真相。

我跟许多人一样，对脑叶切断术的认识来自文学和电影。田纳西·威廉斯（Tennessee Williams）的姐姐也叫罗斯，也因为接受了脑叶切断术而终身失能。这位伟大剧作家在其剧作《去夏骤至》（*Suddenly Last Summer*）中批评了这种手术，在剧中，这样的手术则是让同性恋者得以"道德健全"的手段。不过，真正让这种手术的恶名以最大的力道传播出去的，应该是肯·克西（Ken Kesey）1962年的小说《飞越疯人院》（*One Flew Over the Cuckoo's Nest*），该小说更是于1975年被改编成由杰克·尼科尔森（Jack Nicholson）主演的同名电影。这个故事中的英雄是勇猛、叛逆和充满魅力的兰德尔·P. 麦克墨菲（Randle P. McMurphy），由于他攻击了俄勒冈州立精神病院专横的护士长，后来被迫接受了脑叶切断术。整个故事的叙述者"酋长"波登（"Chief" Bromden）描述了手术的悲惨结果："一直睁着眼睛，里头的肿胀已经消退得差不多了。眼睛就这么瞪着灿烂的月光，合不上也进不了梦乡，由于睁得太久又无法眨眼而眼神呆滞，看来就像保险盒里烧断的保险丝一样。"另一个病人这样形容麦克墨菲："那张脸面无表情，就像商店里的假人……"我依然清楚地记得，电影里的酋长温柔地抱起麦克墨菲仰卧的身体的那一刻，他看着朋友的空洞脸庞才惊恐地意识到：虽然灯亮着，但没有人在家。这可以说是现代电影史上最令人震撼的时刻之一。几乎同样让人不安的电影画面则出现在 1968 年的经典科幻电影《决战猩球》（*Planet of the Apes*）中。查尔顿·赫斯顿（Charlton Heston）所饰演的宇航员泰勒（Taylor）发现未来的猩球科学家已经为同行的团队成员施行了脑叶切断术。

脑叶切断术的背景是这样的：弗里曼医生和莫尼兹医生是这种手术的先驱，他们之所以会进行这种弗里曼自己描述为"手术诱发的童年"的手术，就是试图利用这种手术来治愈精神分裂症、慢性头痛、偏头痛、产后抑郁症、躁郁症以及轻度行为障碍等疾病。弗里曼医生曾经在一天之内就进行了令人瞠目结舌的 25 台脑叶切断术，因此许多接受手术的人都境况不佳也就不足为奇了。有个名叫霍华德·达利（Howard Dully）的小男孩因为不讨母亲欢心而被迫接受了手术；第二次世界大战之后，有好几千名返家后出现创伤后应激障碍的美国士兵接受了脑叶切断术。执行手术的医生都认为，除了手术使人死亡之外，病人的永久性脑损伤或退化成只能自主呼吸的植物人的状态，都不过是有效治疗的附带损害。

读到这里，我可以理解你们可能觉得我给了自己一个全然无望的任务，毕竟想让疤面煞星变成奇普斯先生几乎是自不量力，更别说宣称脑叶切断术已经是值得信赖的手术了。不过，现在的情况确实如此。

事情的变化是这样的。回到 1940 年代和 1950 年代，外科医生拿着冰凿和奶油刀在脑袋里四处乱戳时，他们对于自己在做的事不是一知半解，就是根本一无所知，情况有点像从西班牙起航的探险家克里斯托弗·哥伦布，既没有地图，也不清楚自己真的要去往哪里，或是到了那里会发现什么东西。基本上，改变的就是地图制作的这个部分。多亏了 X 光、电子计算机断层扫描（CT）、核磁共振成像（MRI）、正电子发射计算机断层扫描（PET）、单光子发射计算机断层扫描（SPECT）、脑电图（EEG）和脑深部电刺激（DBS）的发明，外科医生现在对于之前神秘的大脑地形图有了更清晰的概念，也就更能够了解大脑里发生了什么事、发生的部位和发生的原因。我们现在已经可以确切地说出掌管视觉、嗅觉、语言，或行动的各是大脑脑叶的哪个部分，举例来说，无论好坏，掌管我发表演说的大脑部分是布罗卡氏区，是位于额叶的一个区域；告诉我时间不够要快点说完的部分则是位于大脑后部的顶内叶区。

对于大脑这个最美好的人体器官的伟大奥秘，我们现在终于拥有了能够了解的手段，而这是弗朗茨·约瑟夫·加尔（Franz Joseph Gall）和凯萨·龙勃罗梭（Cesare Lombroso）等早期的大脑和头部制图师做梦也想不到的方式。现在的我若是能够找出，到底是大脑的哪个部分竟然疯狂到让我觉得自己能够完成以神经外科为主题的书写任务，或许我们就知道了一切。我们现在已经配备了人体头部的世界地图（*mappa mundi*），我们不妨将之称为一份电子版的大脑地图（*mappa cerebrum*）。仿佛是外科医生拥有了最新的进入人体头颅旅行的卫星导航系统。不管是简单的开颅骨手术，还是给颅骨钻洞来缓和硬脑膜下血肿，我们现在对于所有的神经外科手术的治疗和结果更有信心。

基于一些敏感原因，可能与它现有的声誉有关，如前所述，现在的神经外科医生都会说脑叶切断术是一种"前颞叶切除术"（anterior temporal lobectomy，简称 ATL）。这项手术需要完全移除大脑颞叶的前部，是目前针对医学上难以治疗的内侧颞叶癫痫（medial temporal lobe epilepsy，简称 TLE）病人的标准治疗方案，也就是说这样的病人无法用抗癫痫药物来控制癫痫性痉挛。虽然这种手术依然有风险而且费用极为昂贵，但是据统计 80%~90% 的病人在术后都不会再出现癫痫症状。

我们已经不再使用奶油刀或冰凿来打开大脑。我可以告诉你第一手的数据，这是因为身为勇敢报道者的我在几星期前去观摩了一次前颞叶切除术的施行，地点是位于伦敦皇后广场的国家神经病学和神经外科医院（National Hospital for Neurology and Neurosurgery）。一天之内进行 25 台脑叶切断术的年代已经一去不复返，我看的那一台前颞叶切除术几乎进行了 8 个小时，而且参与手术的医护人员多达 9 位，其中包括 3 名神经外科医生。手术开始之前，病人头部 X 光片上的一个微小到几乎看不见的损伤或疤痕吸引了我的目光，而那或许是连瑞士钟表匠都不会注意到的，却逃不过我们的神经外科医生麦克沃伊（McEvoy）的法眼。麦克沃伊医生向我解释，那个疤痕必然跟病人的癫痫有关，大概是病人小时候发高烧导致感染的结果。在一种最好描述为一点都不狂热的氛围之中，前颞叶切除术正式开始。

目前，在进行开颅手术之前，只是使用电动手术刀［或是俗称的"博威"（Bovie）电刀］来移除肌瓣和清理头颅表面，可能就要花上将近两个小时的时间。接下来是以高速电钻进行开颅手术，而过程中发出的声音和味道都让我想起了自己让牙医补牙的经历。医生切下了一块火柴盒大小的颅骨，并且将之安全地保存，以便之后能够嫁接回去。

就在颅骨下方，有一层叫作硬脑膜的薄膜包裹着整个大脑，看起来就像杂碎羊肚（haggis）①上的外皮。切开薄膜后，显露的就是闪闪发光的灰色大脑，上面布满

---

① 此为将肉杂、洋葱和调料等放入羊胃中烹煮的一种苏格兰料理。

了蛛网状的血管，简直像极了电影《异形》中有趣的异形蛋。使用巨型神经外科显微镜——就连像人类头颅这样深沉而无法进入的腔体都能够一目了然——才能够在今日进行切除大脑的精密工作。

在为病人做手术的时候，外科医生告诉我，做完脑叶切断术的大脑很快就会重新自我配线。现在的病人在一辈子深受癫痫性痉挛之苦后，对于大脑在术后要重建新的突触所带来的短期不便，都认为是值得付出的代价。就我这个外行人的意见来看，相较于早期的粗略估算和冰凿，以及背诵《主祷文》的方式，现今的整个高科技和极度精细的科学手术可以说是极大的进步。相信你们也很乐意知道，现在那位病人的术后复原良好，而让他需要动神经外科手术的前颞叶癫痫也完全消失了。

如果换成是沃尔特·怀特的年轻犯罪拍档杰西·平克曼在现场目睹这场令人赞叹的手术的话，我想他一定会跟神经外科医生击掌致意并且说道："唷，科学，很神哟。"

达尔吉特·纳格拉
Daljit Nagra

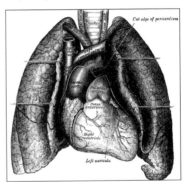

肺

Lungs

英国有 500 万人承受着哮喘之苦，而我就是其中之一，因此我从很小的时候就对自己的肺部感兴趣并对呼吸极为注意。我还记得年幼时哮喘发作的恐怖经历，最近更惊觉，原来即使是现在，每天仍有三个英国人会因为哮喘发作而死去。

哮喘的历史可以追溯到很久以前；希波克拉底（Hippocrates）[①] 在 2500 年前首次提到了这种疾病。尽管如此，治疗哮喘的医学发展却是难以置信地缓慢，一直到 1960 年代，我们才看到减轻哮喘病人痛苦的显著医学进步。我从 1970 年代初就开始治疗哮喘，可以说经历了那个时期三代的哮喘用药。

当我还是个孩子的时候，每天都必须忍受肛塞乳白色子弹型栓剂的侮辱。幸运的是，到了 1970 年代中

[①] 古希腊医学代表人物，素有西方医学之父的称号。

期，吸入器取代了这种药物。吸入器是个时髦的圆形机器，掰开一颗胶囊后将之放入，病人即可从吸嘴吸入药粉，而吸的时候会发出很大的喘息声，这后来就变成了我让朋友刮目相看的派对绝活。接下来出现的喘乐宁（Ventolin）定量喷雾剂则提供了更让人愉快的哮喘舒缓方式，只需从吸入器吸一口，肾上腺素就会打开我的呼吸道，也会让我变得有些亢奋。在青少年的大部分时期，我可以说是对喘乐宁完全上瘾；回到房间的我会一边舒服地坐着看天空，一边悠闲地从吸入器吸几口。要是吸得够多，我的眼前就会出现星星。对哮喘患者来说，吸入器是改变人生的东西，并给我们以慰藉，知道我们只要吸一口就可以扩张老是收缩的呼吸道，让我们的肺部再次充满空气。

不过，在成长到可以自行管理这些西方哮喘药物之前，我其实很少使用这些西式疗法。我的父母是来自印度的旁遮普人，他们并不了解医生给我开的处方，这是因为他们的英文不佳，所以无法与医生沟通或是阅读说明书。此外，他们更崇尚寻求东方传统疗法来治疗我的哮喘。我对哮喘的最早记忆是在我五六岁的时候，那时的我被父母拖去看了无数个巫医，无非就是想帮我摆脱这种不光彩的疾病。我是来自一个强调男子汉气概的畜牧家庭，而我的父亲又是个摔跤冠军，这让情况更加复杂，可我一生下来就是个气喘吁吁的废人。

由于我的锡克教背景，所以巫医大都是锡克教男信徒，他们隐藏在相同的藏红花僧袍之下，蓄着长胡子且头绑头巾。这些巫医不只会各自在音乐厅、公寓和河畔等各式地点来施展魔法，他们的建议也是五花八门。其中一个开的处方是一盅乌鸡汤，连续一个月每日饮用两次。我们在阿姆利则金庙拜访的另一个巫医，则是把我的头压浸到圣河里。还有一个则严厉地告诫我的父母，我的身上带有前世的诅咒，命令我通过每小时诵经赎罪。至于让我印象最为深刻的巫医，大概是那个配发两条棉线给我父母的男人。他让我的父母将棉线穿过我的双耳，而且一定要完全刺透。当时我大概才5岁，就因此被迫戴上了黑色棉花的耳环。令人难过的是，这些耳环的神圣力量并没有持续多久。第一次戴上耳环之后，没过几天，我的哮喘就又发作了。我的双耳至今还有一个小隆起，提醒着我曾尝试的疗法。

然而，这些锡克教巫医的药水和符咒通通不管用，我也因此对那个神秘世界没有什么感情。随着逐渐长大，我渐渐远离父母的传统和信仰，对于这种情形，我不禁怀疑其中有多少是与这些令人不安的童年经历有关。相反，现在的我开始相信诗歌的咒语力量。当我在伦敦的盖伊医院研究肺部的时候，我发现了一尊自己最喜爱的诗人约翰·济慈（John Keats）的真人大小的美丽铜像。济慈在 1821 年逝世之前，曾经在盖伊医院接受内科医生训练，他死时才 25 岁，死因是染上了肺结核这种致命疾病。

在伊恩·普罗克特（Ian Proctor）和伊莱恩·博格（Elaine Borg）这两位病理学专家的陪同下，我在盖伊医院看到了部分肺部标本，不过，在我去之前，道格拉斯·罗宾逊教授（Professor Douglas Robinson）已经帮我恶补了肺的相关知识。罗宾逊教授是伦敦大学学院呼吸系统和过敏医学顾问，他向我解释，肺部受胸腔扩张和横膈膜下移的控制，迫使空气进入肺部产生的真空，从而吸入氧气和排出二氧化碳。这显示了肺部在此过程中的某些安静特质，我们从来不会觉察到肺部的运作。我喜欢肺部拥有近乎空灵的属性的说法，以一种非常细致且不张扬的姿态而存在。当伊恩·普罗克特向我解释肺是异常轻盈的东西的时候，我看到他的眼神也跟着上扬，仿佛正在想象着肺脱离身体向上飘浮。

在这次会面之后，我学到了"lung"这个古英语单词，大概源自德语的轻的意思，也就是所谓的不重之意；肺部也因此是众所周知的"轻器官"。尽管如此轻盈有弹性，肺却出乎意料的强韧，可以很快弄钝一把切入的刀子，原因在于肺部有着几百万个肺泡，并有软骨包覆。如果将肺和其所有的肺泡全部展开且向外铺延的话，覆盖面积可达一个网球场的大小。然而，谢天谢地，我们并不会被这些庞大的器官压垮，这是因为即使在完全运行且血液循环其中的状态下，肺的总重量也只有大约800克，不过跟一个面包的重量相当。当吸满空气的时候，一个肺可以达到一个足球般的容量，可以让上至颈部、下至腰部的体腔都充满空气。肺活量的增加可以增进人体的运行效率，确保更快速地把氧气输送到血液，我们的器官和肌肉即可运行得更有效率。对于运动员、歌手和吹奏乐手来说，增进肺活量是达到最佳表现的必要手段。游泳运动员和风笛手显然在肺活量排行榜上名列前茅，一般人的肺活量是 3 升，但是美国奥运游泳运动员迈克尔·菲尔普斯（Michael Phelps）的肺活量能达到 15 升。不过，若是想要赶上肺活量达到 5000 升的蓝鲸，他还有很长的路要走，还有许多海洋要游。

伦敦的戈登病理学博物馆（Gordon Museum of Pathology）拥有可供医学学生参考的极佳收藏。该博物馆的建筑本身就是一个充满空气的巨大腔体，里面有许多走廊，并且放着一个个存放人体器官和身体部位的搁架，而每个都静静地暂时存放在各自密封和有编号的标本罐里。我在那里看到的几个肺部标本，每个颜色都有极大差异。他们告诉我其中那些颜色最淡、最干净的肺的主人都是乡下人，城里人的肺则有着黑色斑点，肺会显示出人们呼吸所在的环境。当然，抽烟的人或那些癌症和肺结核病人的肺又显得极为不同，看起来非常黑，而且有些已经毁坏。

观看各种患病或受到感染的肺部标本时，我不禁想起济慈以及他因为肺结核而英年早逝的悲剧。济慈所写的"颂诗"（Odes）是世界上最美妙且广为传颂的诗篇，皆完成于 1819 年的短短几个月间，写作地点是在汉普斯特德的一座宅院，现今为济慈故居博物馆（Keats House Museum）。在那段时期，济慈经常会在汉普斯特德荒野散步，呼吸清新的空气，远眺山下乌烟瘴气的城市风景。时至今日，人们将这片荒野视为伦敦之肺。我们可以想象它吸入了所有过多的二氧化碳，再释放出供给数百万伦敦居民的氧气。我想知道世界上还有多少伟大的城市拥有这样散乱蔓生的城市之肺，思绪马上就飘到了纽约的曼哈顿。从上空俯瞰，中央公园的庞大绿地占据了这座岛屿的中心地带，这样的位置仿佛执意要让所有的纽约客都触及绿意，而其释放的氧气也能够尽量深入复杂的城市街道网络。

　　身为诗人的我往往把诗看作一种暂时的呼吸体系，以诗本身的丰富内容来回报读者。对我而言，经由读诗来吸收一首诗也是一种交换系统，有助于我们消除一日的辛劳并以美的事物来恢复我们的精力。比较机械性的说法则是，诗的气息会通过诗的节奏而影响我们的肺部。我想象着，读者一口气朗诵完一行诗或是一个词义单元，接着停顿一下吸一口气，然后再朗诵下一行诗。即使只是在脑海中默默读诗，我通常也能够感觉到每一次的呼吸。若是在身体不适的时候，我发现很难编辑自己的诗作，原因是精力充沛的呼吸相当耗费心神。这让我又想到了济慈，想到他甚至在罹患结核病而倒下的时候，仍旧凭借着意志力埋首创作出需要极大肺活量的生动诗句，其中充满了高度活力且语法复杂的争辩。

在写诗的当下，我总是渴望改变读者的呼吸规律，让他们可以因此感到自己是活在我的诗歌里。我希望读者适应我的呼吸节奏，因此读者在读诗期间，可以与我同步呼吸，我可以以此使他们脱离自己，跟我一起展开一次呼吸之旅。每一位诗人都有不同的呼吸系统。以一段弥尔顿（Milton）的《失乐园》（*Paradise Lost*）为例，由于诗中延迟动词的出现，并以强力过度的行文体系来书写主要子句和次要子句而形成长句，因此读诗时的呼吸停顿对于读者而言会是一项挑战。反之，卡罗尔·安·达菲（Carol Ann Duffy）的诗歌运用单词句与频繁出现的短句，读她的几行诗似乎能够轻而易举地呼吸吐纳。

人们曾经争论，即使是人们最耳熟能详的英文诗句，其五音步抑扬格的韵格也不是真的五音格。而是韵格一分为二，两个强拍中间夹着一个弱拍，而呼吸就发生在中间的弱拍。例如，请思索一下这首莎士比亚十四行诗的第一行"Shall I compare thee to a summer's day"。这行诗可以用五个正常拍或是中途停顿一次的方式来一口气读完：SHALL I COMPARE THEE to a SUMMER'S DAY，在"thee"和"to"之间可以稍稍停顿，轻轻地吸一口气，从而我们就可以为最后两拍注入生命，并改变呼吸。

抒情诗蕴含着如此丰富的情感，而其情绪就存于诗句的气息之中。黑山派（The Black Mountain）诗人查尔斯·奥尔森（Charles Olson）曾在 1950 年代这样写道：诗的部分力量依赖于诗人对于"呼吸力道"的控制。我喜欢他关于"力道"的论述，这使得一首诗变成了一首歌。诗歌可能没有鼓和弦的伴奏，但是诗歌用自己丰富的文字组合来表达音乐性，因此只要诗人能够将之掌握，就能够创造出一种呼吸力道。当读者感受着呼吸的一收一放，他们就进入了诗的音乐世界之中。

正因如此，就我最新的认知，诗歌其实是个身体事件。一首诗会改变读者对于自身胸腔和横膈膜的体验。诗歌有助于在胸腔内产生空气颤动，从而使肺部冷静或冲动。当伟大的波兰诗人兹比格涅夫·赫伯特（Zbigniew Herbert）说诗歌应该是一种呼吸的斗争的时候，我怀疑这是不是就是他心里所想的事。赫伯特见证了20世纪波兰所经历的动荡，将写诗的行动视作面对社会和政治暴行的生存尝试。完成的诗，历久不衰的诗，一次呼吸的胜利！所以到了最后，就在呼吸的氧气和二氧化碳的交换中，我们领略到了绝望、坚忍及喜悦，来自歌，来自诗。

帕特里克 · 麦吉尼斯
Patrick McGuinness

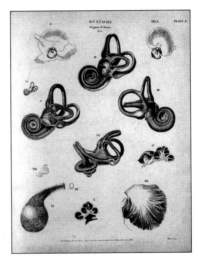

耳　朵
E　　a　　r

当我还是个小学生的时候，与文学作品里最著名的耳朵相遇的经历，让我感到既惊恐又困惑，那是《哈姆雷特》（*Hamlet*）的一场戏，哈姆雷特父亲的鬼魂现身告诉他自己为何死去。鬼魂告诉哈姆雷特自己死因的官方说法（睡觉时被毒蛇螫死）是一场谎言，真相其实是克劳狄斯（Claudius）在他的耳朵上下毒所致：

> ……你的叔父乘我不备悄悄溜了进来，
>
> 拿着一个盛着毒草汁的小瓶，
>
> 把一种使人麻痹的药水注入我的耳腔之内，
>
> 那药性发作起来，
>
> 会像水银一样，
>
> 很快地流过全身的大小血管。①

---

① 译文参考朱生豪版《哈姆雷特》。

并排坐在教室里的孩子们可以看到很多耳朵，观察比较敏锐的可能会注意到每只耳朵都不一样，但基本上又都一样：折叠挤压的缩拢皮肤包覆着小骨头，就像揉皱的纸张或皱巴巴的防水篷布。有时，倚着窗户或靠近光线，我们可以看透小孩的耳朵，皮肤薄似宣纸，在阳光穿透之下发着光，透明到血管清晰可见。

　　就像多数孩童的耳朵一样，我的耳朵也是耳垢的储藏室和感染的偶发场所。耳朵相当乏味、丑陋和平凡，同时却又精细、漂亮和复杂。我的两只耳朵，我的同学会用手弹弄它们，老师会翻弄检查我在运动后有没有洗干净它们；但是同样的两只耳朵也让我听见了雅克·布雷尔（Jacques Brel）演唱的《不要离开我》（*Ne me quitte pas*），使得当时年仅 12 岁的我从心底流下了眼泪。

　　除了耳膜之外，我们对耳朵所知甚少，或许这是因为耳膜是使用棉花棒的（或应该的）停止点。有一次，为了一坨难挖的耳垢，我挖得太深而戳破了耳膜，我尖叫了起来，以为自己挖到了脑子而使脑液从耳朵流了出来。不只是疼痛，我感觉自己冲破了人体内外的屏障物。

清除耳垢为我带来极大的欢愉，而在过去的岁月中，人们总是会自寻乐趣。尽管现在建议不要这么做，可我还是享受这种试探性的推送转动的快感，而我猜想自己不是唯一这么做的人。让棉花棒进入耳朵探测、掏挖和寻找变硬的小耳垢，再将其从耳洞里回转挖出，就像用汤匙在罐子里寻找角度以挖出最后剩余的果酱。接着就是胜利的回归，棉花棒上沾满挖到的宝藏。要是出来的棉花棒跟伸入时一样干净的话，那就会让人感到失望。酒店都知道这件事情，这也是为何他们的迎宾包里通常装着一些怪异的物品：浴帽、针线包、鞋油和棉花棒。我喜欢这样想象，要是自己全都使用了的话，我会得到怎样的假期。

在揭露毒药之前，哈姆雷特父亲的鬼魂说道："丹麦全国人的耳朵……都给恶毒地滥用了。"整个国家都被他的死亡谎言欺骗了；滥用全国人的耳朵的说法，我们现在则是用假新闻来形容这种由来已久的现象。对莎士比亚来说，耳朵之所以是如此有力的象征，那是因为耳朵是连接外部世界和内部世界的通道，不只是生理上和解剖学上的连接，而且有着认知上和精神上的意义。耳朵是通道、门户和入口，我们不仅可以从耳朵进入身体，也可以进入大脑，进入所有我们宣称是自己的一切。耳朵永远开放。正是因为耳朵没有有形的开关，所以我们也无法停机。在我们面对死亡这个最伟大的人体开关之前，睡眠可以说是最接近死亡的时刻，但即使是入睡也逃不过耳朵的摆布。

我们用耳朵聆听是个怎样的过程呢？或许最好是将之描述成一个声音的故事，或是一趟声音组成的旅程，这是因为故事就是旅程，就像人的耳朵有内耳、中耳和外耳三个相连的部分，故事也有开端、中间和结尾。

我对声音的故事开始产生兴趣，是在我拜访位于德国波恩的贝多芬故居的时候。我看到在他钢琴旁的玻璃柜里的助听筒，就是这些助听筒帮助失去听力的贝多芬谱出乐曲。如今，在人们的眼中，这些勺状助听筒看起来很简陋，可是我们的许多音乐都要拜它们所赐。它们都经过巧妙设计，有一条金属带让他可以戴在头上，模样就像现在的耳机，因此佩戴者就能够腾出双手谱曲。助听筒的另一端则长到与键盘齐平，让贝多芬能够听见自己弹奏的音符。对于一个声音就是他的世界，并且描述自己正逐渐为这个世界所"放逐"的作曲家来说，这些能够扩大和传达声音的助听筒填补了耳朵的功能。

为了追溯声音旅程的不同片段，我前往伦敦大学学院的耳科医院拜访了听力与平衡医学专家加达·阿尔马尔基博士（Dr. Ghada Al-Malky）。在一个色彩缤纷的巨型耳朵模型前，她先向我解释了《哈姆雷特》里的毒药如何经由耳膜破孔到达国王的喉咙。看着色彩鲜明的卡通般的塑料模型，让人很容易想象毒液是如何烧透那柔软的组织而"很快地流过全身"的。此外，她也向我解释了我们的听觉运行原理，以及我们如何理解自己听到的东西。

就我们个人的身体的历史来看，听觉的出现要早于语言；由于人的耳朵在女性怀孕20周左右就会发育完全，因此新生儿出生前就已经在聆听着自己即将诞生的世界。我们希望胎儿听到的是宽容慈爱的词句，虽然胎儿不懂其中的意思，但是能够从其展现的意图、口吻和声调中获得慰藉。当然，早在其从所依附的身体中脱离、面对光线眨着黏在一起的眼睛之前，许多娇小的耳朵也听到了威胁、对骂、羞辱、啜泣和吼叫。胎儿或许还不知道声音的意义，但是绝对知道声音的作用。

我们可以闭眼不看，但耳朵就没有那么容易控制了。从消音耳塞到要价300英镑的降噪耳机，我们寻找着对抗永不停止的耳朵活动的方法。即使好像没有任何声音，耳朵也能听到些什么。就算是以手掩耳，我们还会听到自己；听到自己的身体脉动、脑中的血液流动，一种感觉亲密却同时显得如此遥远的砰砰声。

就像贝壳，还是小孩子的我们总是听说可以从贝壳中听到海的声音，仿佛贝壳录下了海洋的声音，就那么不断地在内部的螺圈和通道重复播放着。英文中俗话说的"贝壳状耳朵"（shell-like ear），是因为其形似海螺、涡螺、蛾螺、滨螺及其他无数贝类的壳，而这些壳里里外外的结构都使人想起人的耳朵。甚至有一种俗称"宝贝耳"的水晶玉螺，相当精致而苍白到近乎透明。不过，尽管名称可爱，这种贝类其实是一种肉食性海螺。

耳朵是一个地方，就如同一间房子、一个迷宫或一座宫殿，里头容纳了房间、走廊和通道。由于部分在头部之外而部分在头部之内，所以耳朵既是公开的，也是私人的。耳朵会让水、雨和风进入。耳朵也是脆弱的——

回想一下有只蚊子在耳朵旁所引起的莫大干扰，这样的一只昆虫在头部入口不停盘旋所带来的接近电击的感觉，仿佛下一步就会攻击你的大脑。我们爱用耳环和耳钉来装饰耳朵；耳朵是可以被看见的，而可以被看见的东西都能够加以装饰。然而，耳朵的内部运行是看不见的；加达为我揭秘了这个如同最精密的录音室的错综复杂的人体器官。

就拿我们最熟悉的声音为例，那就是我们的名字——我们自己奇怪的中介，是公开的（可见于我们的税单、银行卡和工资条），也是私密的（父母给予我们的，在我们心里的，并逐渐与之合二为一）。就像我们的耳朵一样，我们的名字也是同时向外与向内。想象一下，在房间里或繁忙的街道上听见有人大声叫着自己的名字，听见后，我们会随即转身看是谁在叫自己。这个动作简单到我们大概都不会注意到；这是很幸运的事，因为若是习惯动作无法省去让人疲于应付的意外感的话，我们的生活是不可能继续下去的。我们会听到自己的名字，那是因为我们对名字的发音很熟悉，因此我们的听觉习惯含有某种听觉自我，让我们能够隔离掉其他不相关的声音（街道声、警报声、一般的喧闹声）。

我们的名字以声波的形式传抵外耳，也就是耳郭的部分。外耳有着耳洞、耳垢、四处乱飞的沙子，以及我们想事情会忍不住玩弄的耳垂，可以帮助我们判定声波传来的方向。外耳收集的声波接着会传入耳道，引起耳膜（中耳的入口处）振动。耳膜又称鼓膜；当耳膜运行时，看起来就像扬声器在播放音乐时所出现的颤动。

接下来发生的事情具有一种美丽的机械简单性。耳膜连接着三个最小的人体骨骼：锤骨（鼓槌形）、砧骨（砧板形）和镫骨（马镫形）。这三块骨头的名称听起来让人想到铁匠铺或工作室，而在某些方面也确实如此。连接耳膜的锤骨会拉推砧骨，连带使得砧骨拉推镫骨，此时镫骨就充当活塞而使得内耳耳蜗中的液体产生波动，并随着耳膜振动而移动。这三块小骨骼一起统称为听小骨或听小骨链，一起响应中耳的压力波并将之传导至内耳。根据加达为我做的演示，这看起来就如同一个相当基本的液压系统，就像老师用来教导学生基本力学的教具。

如果外耳看起来像贝壳，内耳则比较像蜗牛壳。就这样，听小骨的机械液压系统即可将波动转换成电信号。耳蜗是一根充满液体的盘绕着的螺旋管，而且布满了毛细胞，毛细胞摆动时会输出一种电脉冲到耳蜗神经，再由神经传导至大脑（我们现在逐渐深入大脑，在模型上，一切看来因靠近大脑而令人不安）。声音越大，就会有越多的毛细胞跟着摆动。不过，耳蜗里的毛细胞也可以替我们辨别不同的声调。位于螺旋基底的底部毛细胞负责高频，而在螺旋顶部的上部毛细胞则负责低频，涵盖的声谱范围从 200 赫兹到 2 万赫兹，而其上升下降的方式犹如钢琴琴键。每当耳蜗中的液体波动，即会造成毛细胞的运动而产生电信号，再经由听觉神经传输至大脑，传输途中会通过大脑皮层听觉区——将耳外传入的声波处理成大脑信号的地方。如果这些功能有任何一个无法运行或是出现故障，我们的听觉就会随之受到影响，以至于只有某些音频或声调能够抵达目的地。这也是为什么失聪和听力受损的状况会跟听觉本身一样复杂多样，而聋人的生活是全然无声的形象不啻是一种刻板印象。

我们听见自己的名字就会转身；我们如何知道要转向哪个方向呢？这就要谈及我们耳朵的另外一个功能，

这个功能基本到我们根本不会注意，不过，如果耳朵丧失了这个功能，我们马上就会察觉：耳朵让我们有了平衡感和方向感。我们听见自己的名字就知道要往哪个方向转身，我们可以站起来并让复杂的身体保持平衡来完成无数日常任务，其中原因是耳朵内有三个环状的半规管，可以感觉运动和静止状态，并向大脑发出信号。一个环状管感觉的是上下运动，一个是水平运动，还有一个是倾斜运动。由于我们的耳朵各自在相对的头部两侧，其听到声音的时间点、声量和频率的极小变化，不只让我们能够对如音乐或歌唱等给予复杂的反应，我们也因此有能力定位声音的来源，转向对我们说话的人，并且穿过马路或房间看向对方。

以上就是我们听见有人喊我们的名字和转身之间所发生的一切。只是不同于大多数的故事，这个故事的诉说时间比它的发生过程要来得更长。我想这是对人体运行这一日常奇迹的一个不错的定义：某些事物解释起来比其本身来得更耗费时间。

是有人想要引起我们的注意吗？会不会在几米远的地方、在隔壁桌，或是在对面的马路上，正好有人同名呢?啊,没错,就是这样,瞧,是个同名同姓的人。之后我们会转移注意力,回去继续跟人聊天、读自己的书,或是等出租车。我们的耳朵又回到了待机状态,但是它们会保持警觉,维持畅通,永不关机。

奇邦杜・奥努佐
Chibundu Onuzo

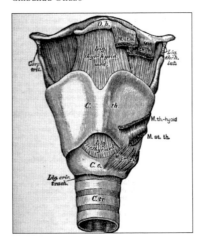

甲状腺
T h y r o i d

有天晚上，姑妈与姑夫躺在床上，她翻个身来到他身旁，将自己的头枕在姑夫的胸前。贴压着姑夫的胸腔，听到他的心脏怦怦地跳得好快，这让她感到欣慰。15年的婚姻生活，生了4个小孩，她的臀部变宽了、腰变粗了，但她还是能够让他的脉搏加速跳动。然而，几分钟过去，姑夫没有任何回应。沉睡的他对她的性魅力无动于衷。既然如此，他的心跳怎么会这么快呢？这其实是姑夫的甲状腺出了问题的第一个征兆。

甲状腺是位于颈部底端犹如蝴蝶结状的腺体，大自然给了我们每个人一对相同的锈红色甲状腺，不因个人品位而有所不同。甲状腺的文献记载最早可见于古希腊医学，希波克拉底和柏拉图在2000年前就发现了该腺体的存在，只是两个人都搞错了甲状腺的功能，误认为它的工作是负责润滑呼吸道。即使是千年之后，欧洲的医生依旧不知道这个蝴蝶结状腺体的作用。

17 世纪曾经流行一种错误的甲状腺理论，当时的人认为那是为了美化女性颈部的腺体，稍微肿大的甲状腺正好可以凸显女人天鹅般的细长脖颈。该理论之所以会发展出来，或许跟文艺复兴时期的绘画有关，当时到处可见的圣母画都把圣母的颈部画得肿肿的。达·芬奇、卡拉瓦乔及提香全都想象了不同姿态的圣母：把弥赛亚抱在膝上逗弄的圣母、教幼年基督走路的圣母、升至云雾缭绕的天堂的圣母。可是，无论是在地上还是飘浮于空中，圣母玛利亚永远都有着喉咙底部粗厚的识别标记。

这些艺术家是否知道模特的颈部肿胀是甲状腺肿大的缘故？博学多闻的达·芬奇有没有因为描绘了被解剖的哺乳动物的甲状腺，而想到他的模特会喉咙肿大是跟这个腺体有关呢？大概不知道吧。他们不太可能知道，这些来自托斯卡纳和翁布里亚的模特，这些被选为圣母的年轻女孩其实都患有甲状腺肿，而这是甲状腺功能异常的一个征兆。

甲状腺体会分泌一种叫作甲状腺素的激素，而人体要制造出甲状腺素则需要从饮食中摄取碘，一旦没有足够的碘，甲状腺就会过度运行而肿胀，先是看似（如同圣母像一样的）迷人的甲状腺肿，之后就会变成芜菁般大小的丑陋甲状腺肿。

海洋是碘的主要来源，海带、海藻和鳕鱼都有助于维持甲状腺功能，像酸奶和奶酪等（尤其是在几世纪之前）比较昂贵的高蛋白高脂肪食品也含有碘。20世纪之前，如果是居住在远离海洋的内陆的穷人的话，甲状腺可就遭殃了。直到20世纪初期，有一个美国人想出了制造含碘盐的聪明点子，只要把碘掺入盐中，即便是住在最偏远内陆地区的人也可以轻松地分泌甲状腺素。

可是甲状腺素的作用到底是什么呢？这种激素有助于控管人体的新陈代谢，即我们生长发育的速度。谁在班上名列前茅，谁的月经较迟，谁的身高长到6英尺，谁的胸部还跟搓衣板一样平——这些关乎人的智力和青春期的各种发育，全部与甲状腺体和其分泌的神奇激素脱不了关系，听起来有点像刘易斯·卡罗尔（Lewis Carroll）笔下的情节，喝下它就可以长高长壮，要是不喝的话则会发育不良。[①]

甲状腺所分泌的甲状腺素的多少是由另一个腺体来控制的，即位于大脑底部的垂体。垂体会让一切保持在"金发姑娘"（Goldilocks）[②]状态，甲状腺素就不会分泌过量或不足，恰到好处。不过，甲状腺有时会脱序，压力可能是触发因素。甲状腺若是分泌了太多的甲状腺素，你就会浑身发热，真的开始烧起来。

你觉得双脚过热，无法安坐，手脚发抖。你不停进食，但体重还是下降。你的身体焚烧着热量，新陈代谢以闪电般的速度进行着。你的心跳会因此加速，即使在休息，心跳速度还是像在跑马拉松一样快。就算是睡着了，要是你的妻子将头靠在你的胸膛上，她就可以听到你的心肌隆隆作响。

有些时候，你甚至无法入眠。眼睛开始肿胀，一开始像没有睡饱一样发肿，接着会肿得更大，变得像台球一样异常突出，而这是因为脂肪不停堆积在眼睛底部而

---

① 此处系指刘易斯·卡罗尔的儿童文学名著《爱丽丝漫游仙境》（*Alice's Adventures in Wonderland*）。

② 此处指《金发姑娘与三只熊》（*Goldilocks and the Three Bears*）故事所衍生的"金发姑娘原则"，意指凡事适可而止，过犹不及。

将眼睛推出了眼窝。一切都是赶、赶、赶，冲、冲、冲，你的生活在加速前进。但你觉得好累，累得要死。这种状况就是所谓的甲状腺功能亢进症（hyperthyroidism）。如果不加以治疗，你就会出现俗称的甲状腺风暴，一旦有一天身体无法再承受体内风暴所带来的压力，你就会心跳停止而死。

另外，有些时候，甲状腺也会懈怠而分泌过少的甲状腺素。如果是天生甲状腺素不足，并且没有早期发现的话，则会罹患呆小症（cretinism，或称克汀病）。有此病症的人会长不高，成年时能长到 4 英尺高就算是运气好了，骨骼细小且脆弱，青春期会严重推迟，排卵不畅而无月经，腋窝不会长体毛，也不会冒青春痘。

然而，呆小症最为人所知的症状或许是其会影响智力发展。就算你的父母是神经外科医生，你吃掉了所有的蛋和喜爱的补脑食品，但血液中要是没有足够的甲状腺素的话，老实说你学会字母的机会将非常渺茫，更别说要高分通过英国小学升初中的 11+ 考试，或是日后可以到剑桥大学或牛津大学读书。因此，如果你曾经故意用呆小人（cretin）来叫人的话，你大概是误判了，因为呆小症真的是一种病症，实在不应该被当成玩笑话来形容自己的朋友。

因此，甲状腺是很重要的腺体，而且你需要它运行得像金发姑娘选择的那碗粥一样，不太冷，也不太热，一切恰到好处。终于有位名医发现了甲状腺的功能，但是他的病人却为此付出了代价。一直到 19 世纪末，人们对甲状腺还是只有懵懵懂懂的概念，只知道它要是无法正常运行，人就会亢奋并且开始发热。因此，这位外科医生认为顺理成章的做法就是切除甲状腺；既然这个东西会给人添麻烦，不如斩草除根，一劳永逸，只要切开脖子，剪掉蝴蝶结，就大功告成了。

一开始的时候，手术的成效看似惊人：医生，我现在可以睡觉了，我的心跳正常了。我再也不会心神不宁，也不会紧张兮兮，那种时时刻刻都觉得自己快要跳下悬崖的感觉也不见了。得知此事的人们从四面八方蜂拥而至要切除甲状腺。然而，这位外科医生开始注意到许多成功病例的状况不大对劲。病人确实达到了他想要的行动放缓的效果，可后来的减缓程度过大，变得无精打采，连夏天都觉得冷，眼睛则跟那些整日昏睡的人一样浮肿。

这些人的个性变得越来越不明显，脑袋越来越不灵光，而且脸部表情痴呆、茫然单调，直到变成了像颗大头菜的模样。他们是需要甲状腺素的。

在较早年代，切除甲状腺的人开始服用甲状腺粉末来补充身体所需，而这些粉末是用同样会分泌甲状腺素的猪、牛和其他哺乳动物的甲状腺研磨而成的。到了 1920 年代，英国化学家查尔斯·罗伯特·哈林顿（Charles Robert Harington）与乔治·巴格（George Barger）找出了合成这种激素的方法，现在若是有人真的必须切除甲状腺的话，可以服用浓度符合身体所需的甲状腺锭剂，一切就迎刃而解了。

而如果甲状腺发生癌变呢？大部分的癌症能够使用放射线来加以治疗，可是要对付甲状腺癌的话，则需使用一种相当特殊的放射线。前文已经提过，甲状腺需要碘才能制造甲状腺素，所以这里是体内唯一会囤积碘的地方。因此，罹患这种罕见癌症的病人就需要注射放射性碘，以便让这种物质直接进入甲状腺并开始攻击癌细胞。

等到接受这种放射性治疗近三个星期之后，你自己也会带有放射线，宛如从漫威漫画中走出来的超级英雄霹雳火一样，大便含有放射线，唾液含有放射线，剪掉的指甲含有放射线，尿液、汗水和头发通通含有放射线。你必须要接受隔离，直到不再有放射线为止。尽管听起来像科幻电影中的情节，但是这真的会上演，这也是我特别喜爱的一位作家纳丁·戈迪默（Nadine Gordimer）为小说《新生》（*Get a Life*）所设定的前提。书中主角接受了放射性碘疗法，之后与家人隔离 18 天，而被迫重新检视人生。

当我在写这篇文章时，我也开始重新检视自己的人生。我不停用大拇指按压喉咙底部；我可以感觉脖子的筋腱，那是血管的脂肪垫，可是我摸不到蝴蝶结状的甲状腺。不过，一切都很好，我的甲状腺是在掌控之中的，而这是我出生于 20 世纪的缘故。我的祖先是西非的内陆居民，居住在相当靠里的地区，很难获得甲状腺所需的碘。若是活在过去，我必然会有肿大下垂的甲状腺。一旦甲状腺肿胀得太大，就会压迫到气管而导致呼吸困难，或者是压迫喉头使人的声音变粗而显得沙哑。300 年前，无论在世界何处，若是有女人的脖子长了可怕的东西，声音嘶哑，而且没有月经和小孩，她就会被认定为巫婆。

我的思绪却转向了一些无聊琐事。我的腰围在圣诞节之后变大了，肚子被火鸡和沃洛夫饭（Jollof rice）[①] 撑得圆滚滚的。或许，额外剂量的甲状腺素可以加速我的新陈代谢来燃烧掉一些脂肪？甲状腺素可以这么使用吗？变成超级减肥丸？这绝对可以让人大赚一笔。可是我会瘦成皮包骨而且变得紧张兮兮，目前的我可一点也不想要有体重过轻所带来的自鸣得意的满足感。其实我也不是第一个想到这个好点子的人，谷歌告诉我早就有人把甲状腺素当作减肥药来使用了，只是副作用惨不忍睹。

当我跟别人提起自己正在写有关甲状腺的文章，故事就开始从四面八方涌来。住在村里小屋的奶奶的甲状腺肿得像枚蛋，直到死前都垂吊在她的脖子上。有人提醒我，曾经有过一位戴着眼镜且眼睛很肿的老师，我现在才恍然大悟，她的血液中可能甲状腺素过多，只不过当时喊她"青蛙眼"的我们并不知道罢了。有位朋友跟我谈起自己的母亲，她在 60 多岁的时候开始觉得冷和不

① 一种西非菜肴。

想动。"更年期到了，"医生跟她这么说，"这是身体的自然变化，有些是你想出来的。"可是症状一直没有消失，经过检查之后才发现是她的甲状腺功能丧失了。

我听到的故事，大部分发生在女性身上。女性的甲状腺更容易出毛病，或许就是这个缘故，这个腺体的历史交织的不是智慧和勇气，而是浮华虚荣。在男人身上……宽大的心胸展现的是勇气。在男人身上……大大的脑袋代表的是智慧。在女人身上……肥肿的甲状腺呈现的是美丽。叙述就是这样的。

或者，大概只是因为甲状腺所在的位置能够立即吸引人们的目光。我的舅妈让一位外科庸医为她动刀切除了甲状腺，却在她的喉部留下了一个硬币大小的伤疤。她从此戴起了围巾，颈部缠绕着优雅的丝绸，简直就是位老派的电影明星。她也可以佩戴某种甲状腺遮疤项链，这种项链会服贴在颈部，并且有个大大的垂饰可以遮住喉咙底部。如果甲状腺是长在背部、足部或是大腿上，这些不会被注意到出现肿大的部位，那就不会出现描绘异常甲状腺的画作，不会有甲状腺肿大的圣母，也不会发明出遮掩疤痕的时尚首饰了。

完成有关这篇文章的研究之后，我已经有了足够多的相关小知识，多到可以通过电话回答你随机询问的问题。我所知道的事情多到可以在下个年度惹恼身边的每一个人。如果有戴手表的话，请看一下，你知道罗伯特·格雷夫斯（Robert Graves）发明钟表秒针是为了追踪甲状腺功能亢进病人的快速心跳吗？你是否知道，甘蓝吃多了会得甲状腺肿，因为它是众多会引起甲状腺肿的食物（如花椰菜、西兰花、芜菁和小萝卜）中的一种，具有抑制体内储存碘的作用，所以这些蔬菜不要一下子吃太多。

这篇文章已经写到最后，我自己也感到万分惊奇。我就像大部分人一样把身体视为理所当然。我生活在最为复杂精密的机器里，只要它能够在早晨起床、夜晚入眠就好，至于它的内部运行方式，我不感兴趣。当我每天进行写作、阅读和思考等惯常事务的时候，位于喉咙底部的小火炉同时让一切事物保持"金发姑娘"的状态，不太冷也不太热，恰到好处。

伊姆蒂亚兹·哈克
Imtiaz Dharker

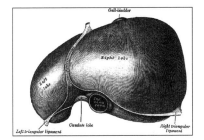

肝 脏
L i v e r

小时候，我与朋友凯瑟琳总是在彼此的家里进进出出。凯瑟琳的妈妈经常会喊她是自己的小甜心，而我的妈妈则说我是她的肝脏。

我从来不觉得妈妈的说法奇怪。我很清楚她的意思，游走在拥有不同规则的两种语言之间对我来说是很自然的事。当现在有人要我选一个器官来写文章的时候，我想起了母亲宣称是自己最深切情感所系的肝脏。母亲并不是唯一会这么说的人。古希腊、古罗马和阿拉伯世界的医生都相信肝脏是爱的真实所在之处，并且担负着人体运行最重要的角色，不只运输，而且还负责制造新鲜血液，同时掌控着人的情绪、气质和个性。

诗人和艺术家总是会很快地汲取医学知识为己所用。阿拉伯诗人会说"你是我的灵魂的灵魂，是我的肝脏的血液"，或"她的眼神是我肝脏里的一根矛"。《耶利米哀歌》中的耶利米（Jeremiah）哀嚎着："我的肝胆倾倒在地，都因我的子民遭毁灭。"而且到了今日，埃及舞娘会双手握抚在肝脏之处来表达极端强烈的情感。因此，每当我离家在外，电话那头的母亲就会说："我的肝脏被撕裂了。"而我可以想象她就站在那里，用手抚按着自己身体的右侧。

我想着肝脏沉重的左右两叶和黄褐色的光柔表面，被肋骨安全地保护在腹部的右上方，肩负着清洁和净化血液，以及将胆汁和毒素排出系统等其他器官无法完成的工作。对于身为诗人的我来说，肝脏有着一种独特的创造再生力量，我很确定这就是为什么聂鲁达会写《肝脏颂》(*Ode to the Liver*) 来赞扬它。摘录如下：

总是进行着

用你自己的黑暗

过滤……

……

吸入并完成

……

你提供了住所

为生命的酶

还有丰富的经验

来收集酒精

在这个欢唱的派对上

打扫干净之后

你还是会留到最后

亲切地道声再见。

肝脏是我家日常对话的一部分。

我母亲不只说自己的肝脏，连我父亲的肝脏也不放过。如果有足够的英文词汇的话，她或许会称某个人是父亲的交心好友（bosom buddy），但她只会用乌尔都语的"住在肝脏的朋友"（*jigari dost*）来称呼对方。母亲还会用"把它放在肝脏里"（*jigar me dum rakh*）来告诉我们要坚持立场、拿出本事和展现勇气。对她来说，勇气就跟爱一样来自肝脏。

多年之后，我发现莎士比亚也赞同母亲的看法。麦克白说道："去捏捏自己的脸颊，让吓破肝的你有点血色吧，你这个胆小鬼！"胆小鬼就是肝脏没有血液的人；就像在《第十二夜》（*Twelfth Night*）中，托比爵士说："你把安德鲁解剖开来，要是能在他肝脏里找得出一滴可以沾湿一只跳蚤的脚的血，我愿意把他那副臭皮囊吃下去。"

色泽红润的健康肝脏是身强体健的象征，而身体虚弱则被认为是肝脏功能不良所引起的结果〔并且你还会听到拿出安德鲁斯肝盐（Andrews Liver Salts）①的人会使用"肝不舒服"（liverish）的说法〕。如果在伊丽莎白时期，你说一个人有着一张"肝脸"（liver-faced），意味着那个人很卑鄙；如果你说一个人有"肝病"（liver-sick），你的意思是对方有水肿，我们则会称之为肝炎（hepatitis）或肝硬化（cirrhosis）；琴酒肝（gin liver）则是指酒精引起的肝硬化。

为了了解问题重重和起死回生的肝脏，我拜访了伦敦的惠廷顿医院（Whittington Hospital），并且跟随院里的肠胃病学专家大流士·萨迪克医生（Darius Sadigh）进行病房巡诊。巡诊之前，他与同事讨论了每个病人的

---

① 消解胃肠不适的药粉。

状况，参与讨论的有出院协调员、精神科医生、护士、医疗技师、实习医生、学生和职业治疗师。

他们巡视的第一个病人是亚当，他的丙型肝炎已经出现肝硬化。亚当是需要服用胰岛素的糖尿病患者，并有营养不良的情况，看起来四肢细瘦而胃部肿胀。医生问道："有没有地方疼？"亚当回答："没有。"整个过程，他都盯着医生的脸，看着医生轻拍他的腹部，就好像肚子有扇门而门后有答案的样子。

55岁的梅尔有肝硬化，看起来像75岁。医生问："你觉得怎么样？"她说："糟透了。"梅尔即将出院回家，医生告诉她："回家以后，你不可以再喝酒了。如果再喝下去，会死的。只要不再碰酒，你就可以好好活下去。"尽管梅尔点着头，可是她的眼睛却飘向了医生的旁边。

简是个看起来像只小鸟般的瘦小女人。她与丈夫住在一起，但两人已经有10年没说过话了。他们在沉默中回避彼此地生活着；只要丈夫一走出家门，她就会喝酒。

"你知道自己的肝脏怎么了吗？"医生问着。

"有麻烦了。"大概是习惯于沉默的生活，她的答案很简短而且几乎不用动词。

"你为什么要喝酒？"

"心情不好。"

"你丈夫会虐待你吗？"

"不会。"

"有肝硬化的人再喝酒的话就会活不成了。"医生说着。

"不会再喝了。"

尽管预期会出现抗拒，医生还是决定火力全开。"你需要去康复中心戒酒。"

"好。"她说。

49 岁的哈密达·比比有脂肪肝和丙型肝炎。如果不治疗的话，脂肪肝会出现如同酒精引起的肝病一样的结果：出现伤疤和肝硬化。医生决定推荐她进行早期肝脏移植。

在巡视每位病人的时候，我看到医生并没有如我预期那样探查病人的身体，关注的反而是言语。他倾听着每个病人的回答以便寻得一丝线索，仿佛诗人般倾听着说出口的、没有说出口的与无法说出口的话语。

已经 64 岁的谭·爱有着红扑扑的脸颊，以及孩子似的大眼睛。她罹患糖尿病，而且不符合肝脏移植的资格。她想去马来西亚旅行，医生则试着应付她的期待。她满怀希望地主动说："我现在不用人帮忙就可以自己走路了。"医生的建议是她不要指望可以坐飞机。"过几个月，我会跟你说明病情的预估发展状况。"她点点头，依然笑容满面。一时片刻，我以为她不明白医生的意思。接下来却听到她说："好的，我宁愿你跟我坦白。"她笑着，整个人看起来像个小女孩般地容光焕发。

* * *

有一天，我的一位朋友跟大家宣布："我有一个很漂亮的肝脏。"我想知道她是怎么知道这件事的。"我做了肝脏扫描。我听到医生跟学生说：这是一个很漂亮的肝脏，看看那顺滑的形状，而且颜色很棒。"

肝脏的奇迹在于它有再生的能力，而且是唯一能够如此的人体内脏器官。即使减少到只剩下25%的原始肝脏体积，肝脏也能够以惊人的速度长回到完整的大小。

当医生谈起肝脏，他们通常会提起关于普罗米修斯的希腊神话。同情人类的普罗米修斯偷盗天火供人类使用，被欺骗的宙斯知道之后大发雷霆，给普罗米修斯设计了一种可怕且狡猾的惩罚。普罗米修斯被枷锁困于山崖上，然后每天会有一只老鹰飞扑直下撕开他的肚子来啄食他的肝脏。普罗米修斯的肝脏会在夜晚重新生长，但是隔天必然又会再次遭到吞食。惩罚就如此周而复始，永不停歇。宙斯显然拥有肝脏能够自我修复的内幕知识（尽管再生的时序表比较接近老鼠而不是人的实际状况）。古希腊人也认为肝脏是人类生命、智慧和不朽灵魂的所在。

或许就是萌生了扮演上帝的念头，有位伯明翰的顾问外科医生才会在复杂的移植手术中，使用氩气刀在病人的肝脏上签下自己名字的前缀字母。另外一名外科医生在多年后为这位医生的一名病人开刀才揭发了整起事件，他也因此遭到惩罚。结果证明他不止一次这样做。而他会被人发现是因为患病的肝脏表面变成了淡黄色，才凸显了他的签名。或许他之所以这么做的原因在于，他以为自己可以烙名于不朽的器官，书写于永恒之上。我想起了诗人鲁米（Rumi）的诗句："苦行僧沙姆士，你疯狂的心灵／于我的肝蚀刻下了你的名。"当我的母亲因肝癌死去时，院方跟我说她的肝脏有个破洞。在脑海中，我可以看见那个破洞，纠结于她肝脏的痛楚，仿佛正拼写着我的名字。

不只是在古希腊和古罗马，连非洲也是如此，人们有着查看肝脏表面来预知征兆的习俗。《圣经》中，先知以西结提到巴比伦国王在攻打耶路撒冷前曾寻求指示："他摇签求问神像，察看牺牲的肝。"哲学家柏拉图也相信，大脑的理性灵魂会把意象投射到肝脏的光滑表面。

普罗米修斯的神话暗示了，在距今两千多年前，希腊人肯定知道肝脏的再生能力，至于这个知识的来源，可能是观察到动物的肝脏会自我修复。然而，一直等到1931年，希金斯和安德森才证实老鼠的肝脏在部分切除的数小时后就可以再生。1963年，托马斯·斯塔兹尔博士（Dr. Thomas Starzl）进行了首次人体肝脏移植（接受移植的病人在手术过程中因为失血过多死亡，手术宣告失败）；而到了1967年，他才让一位儿童在接受移植手术后活了超过一年。罗伊·卡恩爵士（Sir Roy Calne）引入免疫抑制剂环孢素（immunosuppressant ciclosporin）来改善患者的预后。时至今日，为了拯救肝脏有伤疤或损坏到无法自我修复的病人，全世界每年进行的肝脏移植手术多达数千例。不过，由于捐赠的肝脏数量短缺，较贫穷国家的活体捐赠者的非法器官买卖，以及活体捐赠者的合法移植也随之兴起。

如今，父母捐赠一小部分肝脏给孩子已经是稀松平常的事情。我母亲的话仿佛再次响起；孩子变成了父母的一块肝脏。在活体移植手术中，医生会从健康的活体捐赠者身上取出肝脏右叶，其占肝脏体积的 70%，而留下的左叶会在 6 星期内再生为能够完全运行的两叶肝脏，而接受移植者的 70% 的肝脏也会自体再生。

最近有一则新闻报道了两个都在移植名单上等候肝脏的女孩，一个 17 岁，而另外一个是只有 11 个月大的小女婴。由于捐赠的是一整个完整的肝脏，这让医生能够把 70% 的肝脏移植给那位少女，而留下的 30% 给那个小女婴。尽管共享同一个肝脏，但是两个人都能再各自生长出健康的肝脏。

足球选手乔治·贝斯特（George Best）曾开过一个著名的玩笑："我在喝酒、养鸟和跑车上花了不少钱；剩下的也都被我挥霍光了。"尽管接受了肝脏移植（受益于英国国家医疗服务体系），他却没有戒酒，三年后就去世了。根据某些医生的说法，就是这样的新闻导致肝脏捐赠减少。现在，若想要取得肝脏移植的资格，申请人要能保证自己有把握在术后远离酒精且不再酗酒。肝脏被视为一份礼物，不容挥霍。

肝脏也是珍贵的食物，含有动物和人类所需的丰富营养。虎鲸之所以将鲨鱼和海豹开肠破肚，为的就是攫取它们的肝脏，内含大量有助于分泌类固醇和激素的角鲨烯；努比亚人喜欢享用生骆驼肝大餐；法国人会强迫鹅进食，一直到其脂肪肝膨胀到正常大小的许多倍，才能用来制作成鹅肝酱［谁能够忘记汉尼拔·莱克特博士（Dr. Hannibal Lecter）[1]搭配蚕豆和意大利基安蒂葡萄酒的肝脏大餐呢］。就在离我家不远的史密斯菲尔德肉类市场（Smithfield Meat Market），许多厨师为了购买多汁的小牛肝而讨价还价。在印度孟买班迪市集（Bhendi

---

[1]　美国著名犯罪小说家托马斯·哈里斯（Thomas Harris）的食人魔系列小说的主角，曾被改编成如《沉默的羔羊》（*The Silence of the Lambs*）等著名电影和电视剧。

Bazaar）的街上，剁碎的羊肝正在平底锅里以大火混炒辣椒和小茴香，一份要卖 10 卢比。世界各地的人都需要来自各种动物的肝脏，他们会将之切片与洋葱煎炒，做成砂锅或肉酱，包成饺子、肉派和馅饼，或是做成德国香肠或杂碎羊肚的馅料。

在家庭医生的命令下，为了多摄取维生素 A 和维生素 D，我母亲会捏着我的鼻子把一口难喝的鳕鱼肝油倒入我的喉咙，每周一次。当我不再有想吐的感觉，而且总算愿意原谅她而给她一个拥抱的时候，她会叹气说道："你让我的肝都冷了。"我很确定，不管她感觉到的是什么，她的感受必定是来自那里——就在那里，就在她存在的中心，就在她的肝脏。

托马斯·林奇
Thomas Lynch

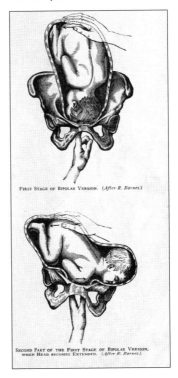

FIRST STAGE OF BIPOLAR VERSION. (After R. Barnes.)

SECOND PART OF THE FIRST STAGE OF BIPOLAR VERSION,
WHEN HEAD BECOMES EXTENDED. (After R. Barnes.)

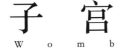

子　宫
W　　o　　m　　b

对子宫的沉思，仿若凝视星斗闪耀的苍穹，让我对真实或虚无充满了遐想。一直以来就是如此。倘若太空是疆界的终点，子宫就是起点——借华莱士·史蒂文斯（Wallace Steven）的话来说，就是事物的概念变成事物本身的地方。子宫是承载人们期待的神龛，是启航的温床和安全港，是第一个家和栖息地，是喜悦退隐的花园。这是一个期限已经设定、租金便宜、食物美妙，而且不会有电话或税务员打扰我们的地方。我们从这个空间诞生来到世上，在这里，母亲心跳的温柔韵律成为我们存在的第一节明确的诗句。

还在殡葬学校念书的时候，我在 16 世纪伟大的内科医生和解剖学家安德烈·维萨里（Andreas Vesalius）的《人体构造》（*De Humani Corporis Fabrica*）一书中，第一次看到第五卷的图 60 和图 61 时，我对本体论和存在主义产生了敬畏。维萨里是公元 1 世纪的古希腊医生和哲学家帕加马的盖仑（Galen of Pergamon）的信徒，同时对医学研究的理性主义和经验主义两个流派都很感兴趣。在这位比利时人的手抄书籍中，从他在尸体和活体解剖中检验的女性身体部位，我们看到了男性的凝视。就他对一具无头女性的检视，其敞开的身腔和剥了皮的乳房——书中的插图是如此精确——几乎透出了一种柔软触感。

那时的我对女性的身体已有初步认识，知道什么应该触摸和揉搓，什么应该抓握和细品。然而，诚如维萨里的图像所清楚展示的，人体结构的赤裸暴露让我甚感惊奇，宛如天启般揭示了人体形态和功能之美。倘若那时的我没有发现他的插图是如此启发人心，是如此相互呼应着我自己惊愕的目光凝视，我或许会懂得理解现在的自己在思考的观念，那就是到了我这个年纪所拥有的经验会认为，尽管在人类的"繁殖"剧目中，每个性别都有自己应该扮演的特定角色，而绝非单方面的男性或女性的问题。更确切地说，就范畴和本质来看，男性和女性终究是人，在意义与表现上彼此不可或缺，毕竟探戈总是要双人才能起舞。事实证明，男性和女性缺一不可。

尽管如此，当注视女性的身体时，我们却不可能不怀着感激和敬畏。同样，我为一种领悟而喜悦（chuffed，这个英文单词含有对一个事物正反两面的整体感受），那就是这样的邂逅始终如一地向我们确认，每个人其实都一样，但又各不相同。解剖学家所描绘的人类私处，显示了阳具跟内外翻转的阴道没有什么两样，因此阴道的外膜层、平滑肌与黏膜，实际上对应的是阳具的雄性冲动，简直是量身打造的天生一对，就像剑之于鞘、手之于手套、传道者之于讲道坛，或是尸体之于坟墓。

为了避免有人会认为剑比鞘更夺目，且让我们思考一下科学这个伟大的平衡器吧！我们在子宫里一开始皆是雌性，或者敏感的人会说是中性，因为 Y 染色体和其伴随的激素的偶然机遇，经过六星期的混合而让一部分的我们成为雄性。可即使如此，睾丸无疑是下落的卵巢，阴囊缝就是阴唇聚合所留下的唇状疤痕；阴茎是胀大的阴蒂，无法泌乳的奶头成了装饰，提醒着男性自己有的不过是几乎没有用处的乳房。因此，无论插入、射精、排卵、子宫收缩、受精或受孕，都是"繁殖"交易的关键，男性和女性对这个必需的奥秘都是不可或缺的。男性和女性缺一不可。我们都是在男女的热切交合之下来到这个世界的。科学提供了取代种马和公畜的替代物。多年以前，住在爱尔兰克莱尔郡西部的表妹提到自己豢养的一小群菲仕兰乳牛的时候曾经告诉我："他们现在都是用手提箱来运送公牛的精子。"这件事对我挺立的男子汉气概起了使之枯萎但可能有益的作用。男性很容易就没了自己的工作，可是雌性哺乳动物依然肩负着生育的重大责任。女性似乎是最凶猛的第一性，而绝非较弱势的第二性，就如同诗歌之于语言，若是缺少了女性，一切事物就不会存在。

还是个男孩的时候，我会去收取胎死腹中的宝宝。嗯，确切来说，我那时不能算是男孩了，但也还不算是个男人。那时的我在父亲的殡葬企业当学徒，那意味着我需要去医院运送那些无生命的幼小尸体，用类似装鞋或是保存工具的小黑箱装好带走。我会把他们（各个未完成或未发育的孵育阶段的小生命）送到殡仪馆。有时候，他们的形状如此完美，迷你身躯就像缩小的人类图像，他们的脚趾和手指、鼻子和眼睛，以及稚嫩的自我都太过细小、太过平静，否则就塑造得完美无瑕了。在盖仑和维萨里的眼中，同样借用华莱士·史蒂文斯的话来说，事物的本身超越了事物的概念。因此，这些夭折的小胎儿总是显得惊恐中带着庄严、承载着哀伤，并且充满着希望幻灭和人生必死的苍凉。身体是人的有形之物，并且对我们的理解至关重要。理性主义和经验主义之间总是有些不和。倘若摇篮与棺木叩问了从何处来、又往何处去的问题，那么子宫就是我们存在的源泉、源头和故乡。

日子一久，我学会了体贴这些失去胎儿、幼儿和少年的家人——在那些比自己制造出来的孩子活得更久的父母的心中，父亲还记得那一晚与母亲的亲吻与拥抱所带来的狂喜，母亲则想起两人面对重力作用的最初直觉反应，两人的交合以及受孕的严峻后果——肚子的不舒适感、乳房的柔软，以及对于已被改变或正在变化的未来所带来的瞬间潮热。

"女人真正拥有自己子宫的时间，"我那尚处生育年龄中期的年轻助理说道，"才不过 100 年左右。"她还补充道，即便是现在，对于女性身体的隐秘部位，包括子宫颈、卵巢、输卵管、外膜层、阴蒂、大小阴唇、阴阜等子宫与邻近附属部位所发生的一切，在一定程度上都是男性——包括父亲和丈夫、主教和政客，当然还包括权贵和市商等——为了让人们齐声赞叹自然的伟大，使人类得以更生、重复、再制与重生的阴谋。

当维萨里在帕多瓦解剖人体的时候，德芬登特·法拉利（Defendente Ferrari）正在杜林作画，在他的《受蛇引诱的夏娃》（*Eve Tempted by the Serpent*）双联板画中，一位皮肤白皙的少女，全身赤裸，只有些许树枝上的细长花丝叶遮掩住了她的阴阜，树枝来自她摘苹果的树，那棵分辨善恶的知识树。长着一张蓄胡的淫荡老人脸的蛇，目光猥亵地溜上了一旁的大树，在少女的耳旁嘘声挑逗。这是身处"天堂"的最后时刻；女孩依然保有少女的纯真，对可能的后果浑然不觉。她的生殖器、小小的乳房，以及为人伴侣的部分都尚未蒙羞。时间最终会把一切都归咎于她："人类的堕落"、分娩的痛苦、她那抑制不住的美丽的挑拨，以及死亡本身。不过，就在这最后时刻，上帝依旧满意自己所创造的世界；他环顾四周，眼见一切美好。这全都记载于《创世记》的第三章。这幅双联板画的另一边画的是亚当，只是这部分已经遗失了好几个世纪，画作内容可能是人类堕落前的亚当站姿，所以我们看不到对于夏娃的支持和陪伴以及她的忠贞，他有多么高兴，多么心甘情愿、心怀感激。

1882 年，一个细雨纷纷的冬季早晨，在美国华盛顿特区的国家公墓，一队身穿黑衣的送行人围在一座小坟墓旁准备埋葬小哈利·米勒（Harry Miller），还在蹒跚学步的小哈利死于那个冬天的白喉传染。随着小棺木停放在架在墓坑上方的绳索和木板之上，他母亲的哭声就越发响亮。殡葬人员向站在坟头的男人点头示意可以开始了，只见那个男人摇了摇头。母亲如动物般的啜泣声没有停过，她弯着身子，仿若被人捅了一刀，瘦小的手臂环抱着没有束腹胸衣的身躯，凭借着体内最让她感到丧亲的锥心刺骨之痛的地方所生出的一股意志力才不致崩溃。人们在寒冷中拖着脚前行，而她的哀伤让人难受。

主祭问道："米勒太太想要开始了吗？"死去男孩的父亲点头同意；男孩的母亲安静了下来，尽管依旧因身体内在的痛苦而继续扭动。

那一天的主祭是罗伯特·格林·英格索尔（Robert Green Ingersoll），他不是基督新教牧师或教区牧师，也不是教士或神父。他是那个年代最恶名昭彰的宗教怀疑论者，是当时的克里斯托弗·希钦斯（Christopher Hitchens）、理查德·道金斯（Richard Dawkins）或是比尔·马厄（Bill Maher）。尽管与教会一点关系也没有，但英格索尔是一位公理会牧师的儿子，这位牧师曾鼓吹废奴主义，以致被美国东部和中西部一带的教会免职。在父亲政治倾向的波及之下，罗伯特少年时经常更换教会。由于父亲受到公理会教友的苛待，罗伯特首先抨击了卡尔文教派（Calvinism），之后又攻击基督教，等到他在那个下雨的早晨走到那座位于华盛顿特区的坟墓前时，他已经是美国最出名的异教徒了。这位雄辩家和演讲者在全美各地捍卫人道主义、"思想自由与言论诚实"，并且惹恼了笃信宗教的人士和教会的高层。

"向主教布道，"一位与我略有交情的神父曾向我说道，"就像对臭鼬放屁。"现在的我很想知道他那时是不是引用了罗伯特·格林·英格索尔的话。英格索尔教过法律，也曾针对莎士比亚、美国重建时期和宗教哈克斯特主义（hucksterism）发表演说。他深受沃尔特·惠特曼（Walt Whitman）的推崇，并在这位伟大诗人的丧礼上诵读悼文。他似乎是个能够从容应付任何困境的人。

英格索尔走到小哈利的墓前开始演说：

> 我知道要用文字来粉饰哀伤是一件枉然的事，然而我还是希望能带走每一座坟墓的恐惧。奇妙的生命之树吐芽开花才能落下成熟的果实，而族长和婴儿们并肩长眠于同一张大地之床。
>
> 每一个摇篮都在向我们提问："人从何处来？"而每一具棺木则问着："又往何处去？"
>
> 那些心碎地围站在这座小坟墓前的人，无须恐惧。天地万物更广大和更崇高的当下与未来的信念告诉我们，即便最糟糕的死亡也是最完美的安息。
>
> 我们无须恐惧。我们都是同一位母亲的孩子，同样的命运等待着我们每一个人。我们也有自己的宗教信仰，即帮助生者，祝福死者。[1]

确实如此，每一个摇篮都在问我们人从何处来，而每一具棺木则问着要往何处去。不论是墓坑或火焰，是池塘、大海或天空，这些我们交付亡者的深渊都是我们培养某种信仰主张的神圣之地，期盼其就像呈梨形但不过厘米大小的子宫，伟大自然会于此注入激素使其受孕，成为我们生命之旅的最初驿站。

使逝去男孩母亲的身体弯折的是哀伤，而这最深切的感受来自身体中那最为深藏的部位——子宫，肥沃且开放的温床，在推挤和疼痛中被掏空，被孩子的死亡彻底摧毁。想必夏娃在自己的一个孩子杀了其他兄弟的时候，她一定也有相同的凄凉感受。而当安德烈·维萨里研究那位帕多瓦女孩的血腥内脏时，他所目睹的奇迹，就是女孩首次为他揭开了人类生命诞生的神秘面纱。查看英文词库，我们就能够从得到的语音和词意了解到，"grave"（坟墓）和"gravid"（怀孕）就列在同一页且词源相同，而"gravitas"和"gravity"，以及"grace"和"gratitude"也是如此。至于人类诗歌中最明确的同韵词就是"womb"（子宫）和"tomb"（坟墓）。

注　释

1. 'At a Child's Grave,' *The Works of Robert G. Ingersoll*, Clinton P. Farrell, Editor, p.399.

图片来源

Picture Sources

作者简介

About the Authors

娜奥米·阿尔德曼（Naomi Alderman），英国作家、小说家和游戏设计师，师从加拿大知名作家玛格丽特·阿特伍德，被《格兰塔》杂志评为最佳青年小说家之一，并获得英国橘子文学新锐作家奖和《星期日泰晤士报》青年作家奖。她的著作《力量》（*The Power*）于 2017 年获得百利女性小说奖。

克里斯蒂娜·帕特森（Christina Patterson），作家、主持人和专栏作家，她为英国《卫报》和《星期日泰晤士报》撰写有关社会、文化、政治、图书和艺术方面的文章，著有 *The Art of Not Falling Apart*（2018）一书。

A. L. 肯尼迪（A. L. Kennedy），苏格兰作家，作品涵盖小说、短篇小说及非虚构，她亦是脱口秀演员，曾以小说 *Day*（2007）夺下科斯塔年度图书奖，*Serious Sweet*

（2016）则入围了英国布克奖长名单。

内德·鲍曼（Ned Beauman），英国小说家、新闻记者，著作 *The Teleportation Accident*（2012）入围英国布克奖长名单，另著有 *Madness is Better Than Defeat*（2017）。

阿比·柯蒂斯（Abi Curtis），小说家、诗人，英国约克圣约翰大学创意写作教授，*Water & Glass*（2017）是她的首部小说，另一部诗集 *The Glass Delusion*（2012）则摘下了英国毛姆文学奖。

卡约·钦贡伊（Kayo Chingonyi），诗人，著有小说集 *Some Bright Elegance*（2012）、*The Colour of James Brown's Scream*（2016），其首部长篇诗作 *Kumukanda* 已于 2017 年出版。

马克·雷文希尔（Mark Ravenhill），英国剧作家、歌词作者、演员和新闻记者，著有 *Shopping and Fucking*（1996）、*Mother Clap's Molly House*（2001）等剧作。

威廉·费因斯（William Fiennes），作家，著有小说 *The Music Room*（2009）与 *The Snow Geese*（2002），后者获得了毛姆文学奖。他在 19 岁的时候被诊断出患有克罗恩病。

安妮·弗洛伊德（Annie Freud），诗人、艺术家，其诗集赢得了格伦·汀普莱斯新作家奖（诗组），还入围了艾略特奖决选名单。2014 年，诗歌图书协会宣布她入选"下一代诗人"（Next Generation Poets）。

菲利普·克尔（Philip Kerr），作家，著书四十余部，其中包括以纳粹柏林为故事背景的 *Bernie Gunther* 系列畅销惊悚小说，以及 *Children of the Lamp* 系列青少年小说。

达尔吉特·纳格拉（Daljit Nagra），BBC Radio 4 首位驻台诗人。2007 年，他的选集 *Look We Have Coming to Dover!* 荣获英国进步诗歌奖。

帕特里克·麦吉尼斯（Patrick McGuinness），英国学者、评论家、小说家和诗人，英国牛津大学法国比较文学教授，他的首部小说 *The Last Hundred Days*（2011）入围了英国布克奖长名单和科斯塔首部小说奖初选名单，而他的最新著作 *Throw Me to the Wolves* 于 2019 年出版。

奇邦杜·奥努佐（Chibundu Onuzo），尼日利亚小说家，著有 *The Spider King's Daughter*（2012）、*Welcome to Lagos*（2017）等书。其中前者入选狄兰·托马斯奖与英联邦图书奖长名单。

伊姆蒂亚兹·哈克（Imtiaz Dharker），诗人、艺术家和纪录片制片人，她于2014年荣获英国女王诗歌金奖，著有 *Over the Moon* 与最新作品 *Luck is the Hook* 等六部诗集。

托马斯·林奇（Thomas Lynch），诗人、随笔作家和殡葬师，其著作《殡葬人手记》（1997）赢得了美国国家图书奖。他自1974年起就在美国密歇根州米尔福德从事殡葬工作。

图书在版编目（CIP）数据

器官之书：作家讲述的身体故事 / 英国惠康博物馆
编；周佳欣译. -- 北京：社会科学文献出版社，
2022.9（2024.11重印）
　　书名原文：Beneath the Skin: Great Writers on
the Body
　　ISBN 978-7-5228-0301-2

　　Ⅰ.①器… Ⅱ.①英… ②周… Ⅲ.①人体－普及读
物 Ⅳ.①R32-49

　　中国版本图书馆CIP数据核字（2022）第106098号

器官之书：作家讲述的身体故事

编　　者 / 英国惠康博物馆（Wellcome Collection）
译　　者 / 周佳欣

出 版 人 / 冀祥德
责任编辑 / 王　雪　杨　轩
责任印制 / 王京美

出　　版 / 社会科学文献出版社（010）59367069
　　　　　　地址：北京市北三环中路甲29号院华龙大厦　邮编：100029
　　　　　　网址：www.ssap.com.cn
发　　行 / 社会科学文献出版社（010）59367028
印　　装 / 北京盛通印刷股份有限公司

规　　格 / 开　本：889mm×1194mm 1/32
　　　　　　印　张：6.75　字　数：93千字
版　　次 / 2022年9月第1版　2024年11月第3次印刷
书　　号 / ISBN 978-7-5228-0301-2
著作权合同
登 记 号 / 图字01-2021-2631号
定　　价 / 69.00元

读者服务电话：4008918866